# GUIDE

# DES FAMILLES

DANS LES

## SOINS A DONNER AUX MALADES

EN

## L'ABSENCE DU MÉDECIN.

Paris — Typographie de Firmin Didot frères, Fils et Ce, rue Jacob, 56.

# GUIDE

# DES FAMILLES

DANS LES

## SOINS A DONNER AUX MALADES

EN L'ABSENCE DU MÉDECIN

PAR

## LE Dr JOSAT

LAURÉAT DE L'INSTITUT DE FRANCE, ETC.

———— ❦ ————

PARIS

LIBRAIRIE DE E. DENTU

GALERIE D'ORLÉANS, Nº 13 (PALAIS-ROYAL)

1858

# LETTRE

## DE

# M. LE PRÉFET DE LA SEINE.

---

## A

*M. le Docteur Josat.*

Paris, 7 novembre 1857.

MONSIEUR LE DOCTEUR,

Le but du livre que vous faites paraître est très-louable, et j'en favoriserai volontiers la publication.

Agréez, Monsieur le Docteur, l'assurance de ma considération distinguée,

*Le Sénateur, Préfet de la Seine,*

*Baron Haussmann*

1.

# PRÉFACE.

L'intervention tardive du médecin dans des affections qui, souvent, ne doivent leur aggravation qu'à des soins malentendus;

La facilité avec laquelle on méconnaît l'état de vie latente, et la négligence qu'on apporte généralement dans les soins que réclame cet état;

Enfin les préjugés et les négligences dont les décédés sont trop souvent le triste objet;

Tels sont les abus que nous signalons pour les combattre :

Or, indiquer les secours à donner aux malades avant l'arrivée du médecin sans prétendre en dispenser ;

Apprendre à distinguer l'*état de vie latente* de la mort consommée ;

Faire connaître les soins que réclame cet état ;

Et enfin exposer les devoirs à rendre à ceux qui viennent de quitter cette vie mortelle :

Voilà bien, si nous ne nous trompons, les vrais moyens de faire disparaître des abus plus souvent funestes qu'on ne le croit généralement.

Ne rien dire de trop et le dire clairement serait la perfection dans un livre comme celui-ci.

Nous avons fait tous nos efforts pour en approcher.

Si on nous reprochait d'avoir sacrifié à ce désir d'être court des affections que quelques-uns eussent été bien aises de retrouver ici,

Nous répondrions que ces omissions portent ou sur des cas d'une rareté extrême, ou d'une importance très-minime, ou se rattachant à ceux qui ont été traités.

Enfin nous ajouterions qu'il est entré dans notre plan d'omettre une série de maladies dont les noms devraient rester aussi secrets que les traitements qu'elles recherchent.

Notre livre, en effet, a l'espoir de devenir le livre de la famille.

A ce titre, il doit éviter d'y intro-

duire avec lui, même le nom des maladies qui la souillent.

Au reste, l'accueil réservé à notre
travail dira si le sujet en a été aussi
judicieusement envisagé que conscien-
cieusement traité.

# GUIDE

# DES FAMILLES



## SOINS A DONNER AUX MALADES

EN L'ABSENCE DU MÉDECIN.

---

# PREMIÈRE PARTIE.

## SECOURS AUX MALADES AVANT L'ARRIVÉE DU MÉDECIN.

Les maladies se déclarent, ou éclatent.

Les premières offrent constamment à leur début des symptômes qui les annoncent : par exemple la fluxion de poitrine, la fièvre ty-phoïde ;

Les secondes, au contraire, frappent sans

préludes, du moins sans préludes immédiats ou appréciables, telles que les attaques d'apoplexie ou d'épilepsie.

On comprend les unes sous les termes génériques de maladies aiguës ou inflammatoires;

Les autres sont les accidents maladifs. C'est du moins le nom que nous leur donnerons.

Les unes et les autres réclament au début des secours qui sont loin d'être identiques :

Aussi leur consacrerons-nous deux sections différentes.

# SECTION I.

## MALADIES AIGUES OU INFLAMMATOIRES.

Ne perdez jamais de vue que les grandes maladies commencent généralement comme les petites.

Souvenez-vous également que les premiè= res mettent à se caractériser à peu près le même temps qu'il faut aux secondes pour guérir, ou du moins pour s'amender (1).

Les unes et les autres présentent, pendant ce temps, des symptômes qui ne diffèrent très-souvent ni par le nombre ni même par l'intensité.

(1) Ce temps varie de vingt-quatre à quarante-huit heures.

2

Ce sont en général :

L'abattement, la courbature, le mal de tête, la mauvaise bouche, le dégoût.

Un peu plus tard, frisson, anxiété, changement dans la quantité et la couleur des urines, dans les fonctions du ventre ;

Un peu plus tard encore, mal de cœur et douleur locale.

Tous ces symptômes mettent d'ordinaire moins de quarante-huit heures à se montrer ensemble ou dans leur succession.

C'est pendant cette période que trouvent leur application les soins tels que nous avons à les indiquer ici.

Ils sont *externes* ou *internes*.

# CHAPITRE I.



Ils se rapportent :

1° A la situation du malade ; 2° au milieu dans lequel il doit être placé ; 3° aux applications des topiques.

## § 1er. *Situation.*

Le malade doit se mettre au repos de corps et d'esprit ; garder le lit ou la chambre ; se couvrir suffisamment pour entretenir une douce moiteur.

## § 2. *Milieu.*

Le malade devra être placé dans une pièce suffisamment spacieuse ; l'air en sera aussi pur que possible ; la température modérée mais uniforme ; on en éloignera le bruit avec une scrupuleuse attention.

## § 3. *Topiques.*

Les topiques sont les cataplasmes, les sinapismes, les frictions et les fomentations, les pédiluves ou bains de pieds et les grands bains.

1° Les cataplasmes.

Ce sont certainement les topiques les plus usuels ; ils sont en général bienfaisants et très-rarement nuisibles.

Le plus employé est celui de farine de graine de lin.

La plus prompte et la meilleure manière de le préparer est la suivante :

Prenez quantité de farine (1) proportionnée à la grandeur du cataplasme, délayez

(1) Il faut savoir que celle du commerce est presque toujours falsifiée, et irrite souvent au lieu de calmer ; celle des pharmaciens n'a presque jamais cet inconvénient.

en ajoutant de l'eau froide jusqu'à consistance sirupeuse ; chauffez ensuite en remuant jusqu'à ce que vous ayez une pâte très-humide que vous étendrez entre deux plis de mousseline très-claire et appliquerez au lieu souffrant.

Voulez-vous ajouter aux qualités émollientes de ce topique et même le rendre sensiblement calmant ?

Faites bouillir pendant 30 minutes, dans 1 litre d'eau, de 3 à 6 têtes de pavot concassées, 60 grammes de racine de guimauve, et servez-vous de cette décoction bouillante pour délayer votre farine.

Après celle de lin, les plus employées sont les farines d'orge, de seigle, de riz, de pommes de terre, de maïs, etc.

La mie de pain, la feuille de mauve ordinaire sont souvent usitées.

Les cataplasmes que ces diverses substances fournissent ne se préparent pas autrement que ceux de farine de lin.

Tous conservent leur chaleur et leur humidité au moins pendant cinq heures, à l'aide d'un taffetas gommé superposé.

2° Les sinapismes.

Ce sont de véritables cataplasmes de farine de moutarde.

Toutefois leur mode de préparation n'est pas à beaucoup près le même.

L'effet du sinapisme dépend absolument de la qualité de la farine (1) et de la manière de la traiter en faisant le sinapisme.

C'est pourquoi :

Prenez de l'eau plus que tiède (2); délayez rapidement votre farine jusqu'à consistance d'une pâte très-humide; placez entre deux mousselines et appliquez au lieu où vous voulez obtenir la révulsion.

Dix minutes d'application au plus suffiront pour l'obtenir si le sinapisme a été bien préparé (3).

_________

(1) La farine de moutarde du commerce est très-souvent altérée; celle des bonnes pharmacies offre seule des garanties.

(2) 40 à 50 degrés centigrades.

(3) Trois à six minutes pour les enfants, sauf à renouve-

Évitez l'emploi de l'eau froide autant que celui de l'eau bouillante pour cette préparation.

Évitez également l'usage du vinaigre pur, ou même d'une simple addition de vinaigre.

Gardez-vous de l'emploi de ces révulsifs mitigés que l'on prépare en saupoudrant les cataplasmes au lin avec une certaine quantité de moutarde : ce sont des préparations infidèles qui nuisent par cela seul qu'elles ne servent pas.

3° Les frictions et les fomentations.

Les frictions sont un moyen souvent très-efficace de calmer, au moins momentanément, les douleurs qui ont leur siége dans une région superficielle ou profonde.

Il n'est question ici que des frictions sèches et chaudes.

On les pratique avec la main à nu ou munie d'une brosse, d'une flanelle ou d'un drap grossier.

ler le sinapisme ; c'est le moyen d'éviter les phénomènes convulsifs qui se développent quelquefois.

Les fomentations sont, pour ainsi dire, des *cataplasmes liquides* auxquels on a recours quand la sensibilité d'un organe est telle que le poids d'un cataplasme ne peut être supporté.

On les prépare avec une décoction émolliente ou irritante, selon qu'on veut les rendre calmantes ou révulsives.

Dans le premier cas, faites une décoction de têtes de pavot et de racines de guimauve, imbibez-en une compresse et étendez-la sur la partie douloureuse.

Dans le second cas, mettez une partie de farine de moutarde dans quatre parties d'eau chaude sans être bouillante, trempez la compresse et placez-la au lieu indiqué.

4° Le pédiluve ou bain de pieds.

Nous n'avons à le considérer ici que comme moyen de révulsion.

Le pédiluve qui remplit le mieux cette indication est celui que l'on prépare avec la farine de moutarde.

La manière la plus simple et tout à la fois

la plus prompte de le préparer consiste à délayer dans suffisante quantité d'eau chaude, de 60 à 300 grammes de farine de moutarde, selon l'âge, l'impressionnabilité du sujet, et surtout l'urgence du cas, et à ajouter ensuite l'eau chaude nécessaire pour compléter le bain de pieds.

Faute de moutarde on peut avoir recours au vinaigre, au sel commun, à la potasse, mais l'effet de ces substances est infiniment moins marqué.

La durée du bain de pieds bien préparé ne doit pas dépasser 20 minutes.

La situation n'est pas indifférente non plus: ainsi, par exemple, la station debout, quand rien ne la contre-indique, paraît favoriser singulièrement l'effet révulsif du bain de pieds.

5° Le grand bain.

En général, c'est un moyen dont l'emploi ne doit avoir lieu que par prescription spéciale du médecin.

En effet, plus d'une fois le bain entier,

pris au début d'un simple malaise, l'a brusquement changé en maladie grave.

Toutefois il est des personnes tellement
habituées à l'usage du grand bain, que son
emploi, dans les cas de simple indisposition, suffit souvent à en faire disparaître
tous les symptômes.

Alors même nous recommanderons : 1° de
ne rien changer à la composition et à la température du bain d'habitude ; 2° de ne pas
en prolonger la durée au delà de 20 minutes et de se mettre au lit en le quittant.

# CHAPITRE II.



Ils se rapportent tous au canal intestinal, et ont pour objet une diminution de l'énergie vitale en s'adressant aux fonctions digestives.

On peut les réduire à la diète et aux délayants.

## § 1. *La diète.*

La diète, ou privation absolue d'aliments, doit être rigoureusement imposée aux adultes, sauf de rares exceptions.

C'est le plus puissant des modificateurs de l'économie animale, et pourrait souvent à lui seul prévenir l'apparition de symptô-

mes nouveaux, en atténuant ceux qui exis-
tent.

Je ne me relâcherais que pour les enfants
en bas âge, à l'égard desquels je substitue-
rais la diète lactée à la diète absolue.

C'est pourquoi :

Dès qu'on éprouvera quelque chose d'in-
solite dans son état de santé habituel, il fau-
dra se surveiller attentivement d'abord, puis,
à l'apparition de quelques-uns des symptômes que nous avons énumérés plus haut,
s'imposer une diète rigoureuse.

### § 2. *Les délayants.*

Les délayants sont de précieux auxiliaires
de la diète, et concourent avec elle à ralentir
au moins la marche d'une affection d'abord
bénigne vers un état plus grave.

Les délayants sont les liquides qui sont in-
troduits dans le tube intestinal par l'une ou
l'autre de ses extrémités.

Nous n'avons à parler que des boissons et
des lavements.

1° De toutes les boissons, celles que je préférerais moi-même et que j'ai vues être acceptées avec le plus de plaisir, sont : le thé très-léger de feuilles d'oranger, celui de fleurs de tilleul, de fleurs de violettes, de camomille romaine, etc.

La température de toutes ces boissons, quelle que soit la préférée, n'est pas indifférente. Elles ne doivent jamais être prises froides, rarement tièdes, plus souvent chaudes, quelquefois très-chaudes.

2° Les lavements sont indispensables quand les fonctions du ventre sont difficiles, et très-utiles dans tous les cas.

Quand on ne va pas du tout, ou qu'on va difficilement du ventre, l'eau du lavement sera plus ou moins savonneuse selon les difficultés.

Autrement l'eau pure ou coupée avec un peu de lait, la décoction ou infusion de guimauve, de graine de lin, rempliront parfaitement le but qu'on se propose.

En tous cas, les liquides de ces divers lavements doivent être à une température tiède, c'est-à-dire de 25 à 30 degrés centigrades.

Tels sont, à peu de chose près, les premiers soins dans les affections qui se déclarent avec les symptômes que nous avons déjà indiqués, mais que nous croyons utile de reproduire :

*Malaise général, abattement, courbature, mal de tête, mauvaise bouche, dégoût, frisson, anxiété, changement dans la quantité et la couleur des urines, dans les fonctions du ventre, mal de cœur, douleur locale.*

Rester en deçà, c'est ne pas faire ce qui convient; aller au delà, c'est s'exposer à faire mal avec les meilleures intentions du monde.

Ces moyens si simples suffiront le plus souvent à maîtriser un malaise ou une indisposition légère; ils auront, en cas de maladie sérieuse à son début, l'immense avantage de livrer à l'homme de l'art, quand il interviendra, un sujet dont l'état ne s'est point compliqué des effets pernicieux de ces mille récettes à l'usage d'un empirisme aussi aveugle qu'indiscret.

En vérité, quand on considère que la plus grave affection n'a pas un début autre que celui de la plus légère, et que, en outre, la transition de l'une à l'autre est souvent imperceptible, on a peine à s'expliquer la tranquillité d'esprit des personnes qui se chargent, sans direction comme sans nécessité, de soins qui cessent d'être en rapport avec le mal qu'ils doivent combattre ;

Tandis que le médecin le plus instruit et le plus expérimenté est toujours sur ses gardes et dans l'appréhension incessante de trouver ses lumières et son expérience en défaut.

# SECTION II.

## DES ACCIDENTS MALADIFS.

Mais s'il faut toujours être en mesure contre les affections qui s'annoncent, à bien plus forte raison devons-nous n'être jamais désarmés en face des accidents qui éclatent.

Les unes, comme l'ennemi qui se déclare avant d'attaquer, donnent au malade ou à ceux qui l'assistent le temps et les moyens de résister ;

Tandis que les autres, tels que la foudre qui terrasse, enlèvent le patient à lui-même et laissent à peine à ceux qui l'entourent le calme nécessaire au choix et à l'application des secours.

C'est alors qu'on est heureux de trouver

toujours sous sa main un guide familier, qui vous trace avec sûreté et précision des moyens efficaces quelquefois, utiles toujours.

Ici, on le sent, du choix et de la direction des premiers secours dépendent souvent la vie ou la mort.

Il a donc fallu s'appliquer à n'indiquer que ceux dont la science et l'expérience ont sanctionné l'efficacité ou tout au moins l'utilité.

Les accidents maladifs contre lesquels il faut toujours être prémuni, sont tous ou à peu près tous dans les catégories suivantes :

*Empoisonnements, asphyxies, brûlures, morsures, syncopes, accidents nerveux, les hémorragies, le croup, les chutes, l'apoplexie, le coup-de-fouet, l'attaque de goutte, etc.*

# CHAPITRE I.



Nous ne nous occuperons que de ceux qui se présentent le plus ordinairement.

Ils ont lieu :

Par les acides, les préparations arsenicales, les préparations cuivrées, les préparations de plomb et de zinc, les préparations mercurielles, les sels d'argent, les sels d'antimoine, les narcotiques, les cantharides, les champignons, les moules et les huîtres, le seigle ergoté, le verre pilé, les huiles de croton et de ricin.

§ 1. *Les acides sulfurique ou vitriol, nitrique (eau forte ou seconde), phosphorique, oxalique (sel d'oseille), acétique, prussique (bleu de Prusse), hydrochlorique.*

En attendant le médecin, qu'il faut mander en toute hâte.

Faites prendre en très-grande quantité de l'eau de savon, de l'eau coupée avec du lait, de l'eau pure, faute d'autre chose, tiède ou froide, surtout de l'eau magnésienne, si on peut s'en procurer avec promptitude (1).

§ 2. *Les préparations arsenicales.*

Administrez de grandes quantités d'eau tiède ; chatouillez le gosier à l'aide d'une plume ou du doigt pour provoquer les vomissements, puis insistez sur l'eau miellée, ou même l'eau sucrée.

(1) La craie délayée dans l'eau se trouve à la portée de tous et est un moyen précieux.

### § 3. *Les préparations cuivrées.*

La substance la plus efficace est le blanc d'œuf en solution dans l'eau.

Insistez sur ce moyen, tout en provoquant les vomissements.

### § 4. *Les préparations de plomb et de zinc.*

S'attacher à faire vomir; administrer en abondance de l'eau, du lait en boissons, et; si on le peut, une solution étendue de sulfate de magnésie (sel d'Epsom ou eau de Sedlitz).

### § 5. *Préparations mercurielles.*

Le blanc d'œuf bien battu avec l'eau ordinaire; en faire prendre le plus possible; provoquer les vomissements.

### § 6. *Sels d'argent (la pierre infernale en solution ou solide par exemple).*

Boissons abondantes d'eau légèrement salée.

Plus tard, boissons mucilagineuses, comme eau de graine de lin, de guimauve, etc.

## § 7. *Préparations antimoniées.*

S'il y a vomissement, ainsi que cela arrive le plus souvent, donnez eau tiède en abondance.

S'il n'y a pas de vomissements, faites prendre la *décoction* de thé et non point l'infusion.

## § 8. *Les cantharides.*

Administrez en boissons et en lavements l'huile d'olive, de noix, de lin.

Un peu plus tard, boissons mucilagineuses.

## § 9. *Les narcotiques, narcotico-âcres, laudanum, pavot, ciguë, pomme épineuse, belladone, laurier, tabac, digitale, etc.*

Tâchez de faire vomir d'abord, puis ad-

ministrez successivement de l'eau vinaigrée,
de la décoction légère de café, des boissons
adoucissantes.

## § 10. *Champignons.*

Faites vomir d'abord, puis faites prendre
eau acidulée ;

Même de l'eau salée ; simultanément lavements et frictions sur le ventre.

## § 11. *Moules, huîtres.*

Faites vomir ; puis faites prendre des mor-
ceaux de sucre blanc, arrosés de quelques
gouttes d'éther.

Comme boissons, s'en tenir exclusivement
à l'eau vinaigrée étendue.

## § 12. *Seigle ergoté.*

Limonade au citron un peu forte.
Frictions générales et soutenues.

## § 13. *Huile de croton et de ricin.*

Faire boire de l'huile d'olive, de noix, d'amande douce.

Plus tard, lait et eau de guimauve.

## § 14. *Verre pilé.*

Faire manger abondamment une substance solide, comme pain, viande.

Provoquer ensuite les vomissements. Après avoir fait vomir, donner du lait en abondance ou une boisson adoucissante.

# CHAPITRE II.



## ASPHYXIES.

Nous nous occuperons de l'asphyxie par submersion, de l'asphyxie par strangulation et suspension, de l'asphyxie par les gaz non respirables ou délétères.

### § 1. *Par submersion.*

Enlevez promptement les vêtements, enveloppez le corps dans une couverture bien chaude, mettez à la plante des pieds des briques chauffées, exposez le noyé à la chaleur du soleil ou d'un feu clair et vif, en le couchant sur le flanc droit, la tête légèrement penchée, les lèvres entr'ouvertes, les mâchoires un peu écartées ; frictionnez surtout la région du cœur, en vous servant de la couverture qui enveloppe le corps ; insistez jusqu'à l'arrivée du médecin.

Mais gardez-vous bien de suspendre le noyé la tête en bas, de lui verser un liquide quelconque dans la bouche.

Évitez tout mouvement violent ; une secousse, même légère, n'est pas sans inconvénient.

## § 2. *Par strangulation ou suspension.*

Dans l'une comme dans l'autre cas, c'est toujours à l'interruption de la respiration qu'il faut rapporter la mort. Seulement il ne paraît pas qu'elle arrive exactement de la même manière dans les deux cas.

La première chose à faire, quand on se trouve en présence d'une personne pendue ou étranglée, est d'enlever promptement le lien qui a servi à la strangulation.

C'est un préjugé qui a été mille fois fu-

neste que de croire qu'on ne doit pas toucher au corps en l'absence de l'autorité.

Le premier devoir à remplir dans ces cas
est de porter secours, et le second est d'en
prévenir l'autorité et d'appeler le médecin.

En attendant on disposera la tête plus élevée que le reste du corps, incliné lui-même
sur le côté droit.

On frictionnera vigoureusement et avec
persévérance la région du cœur et toute la
poitrine.

On évitera de passer sous les narines une
substance aromatique ou irritante, quelle
qu'elle soit.

Les sinapismes aux extrémités, les lavements au tabac, au vinaigre, etc... seront
très-utiles.

### § 3. *Asphyxies par gaz non respirables ou délétères.*

Ce sont les asphyxies par la vapeur du
charbon, par la vapeur des cuves de raisin

ou de toute autre fermentation, par la vadeur des fours à chaux, des fosses d'aisance.

Dans tous ces cas, la première chose à faire est de dégager promptement l'asphyxié du lieu méphitisé.

Puis successivement :

Le déshabiller ; le placer sur le dos, dans l'inclinaison de haut en bas ; faire sur lui des aspersions d'eau froide ;

Titiller l'intérieur des narines ;

Administrer un lavement avec 1/3 de vinaigre pour 2/3 d'eau commune ;

Frictionner avec persévérance jusqu'à l'arrivée du médecin ;

Promener des allumettes enflammées sous les narines ;

Par intervalles, de minute en minute, insuffler de l'air dans la bouche.

Il faut ne pas perdre de vue que le grand air et même le froid ne sont jamais nuisibles dans ces sortes d'asphyxies.

Par conséquent, il faut bien se garder de placer la personne en état d'asphxie dans un lieu chaud, de l'envelopper de couvertures chauffées.

Enfin, nous recommanderons instamment d'administrer ces secours avec promptitude, mais surtout avec persévérance, lors même que l'individu paraît mort.

N'oubliez pas que l'on a souvent tiré des asphyxiés de l'état de mort apparente, après plusieurs heures de soins non interrompus. Celui qui trace ces préceptes a eu le bonheur de rappeler à la vie un asphyxié par la vapeur du charbon après plus de trois heures de secours persévérants.

# CHAPITRE III.



Les brûlures offrent de nombreuses différences, suivant la nature et la durée d'action des substances brûlantes.

Entre la simple rougeur, déterminée par la substance échauffée, et la destruction de la partie brûlée, il y a place pour une classification des brûlures : les uns ont admis trois degrés, d'autres quatre, d'autres six.

Pour nous, les brûlures sans *cloches* ou avec *cloches* sont les seules dont il faille s'occuper.

Pour les unes et les autres, le premier et l'unique moyen auquel nous voulons qu'on ait recours, comme le plus simple et le plus efficace tout à la fois, est l'*eau froide.*

C'est pourquoi, *immédiatement, après un accident de brûlure, plongez la main malade dans l'eau froide ;.* entretenez le liquide à la température la plus basse que vous pourrez, soit en mettant de la glace dans l'eau du bain, soit en la renouvelant sans cesse.

Ce moyen si simple, maintenu pendant deux ou trois heures, fera disparaître graduellement la douleur, et anéantira infailliblement l'inflammation consécutive.

En retirant du bain la partie brûlée, il ne reste plus qu'à la soustraire au contact de l'air.

Un bon moyen est le suivant :

Étendez sur toute la région brûlée une couche épaisse d'une gelée quelconque (groseille, pomme, etc.), recouvrez d'un linge humecté d'huile, serrez enfin le tout à l'aide d'une bande qui exercera une compression sensible.

Nous le répétons, quelle que soit l'intensité

de la brûlure, nous garantissons cette méthode comme celle qui doit le mieux réussir et faciliter ultérieurement la tâche de l'homme de l'art, dont il faut en tout cas appeler l'intervention.

# CHAPITRE IV.



## MORSURES.

Les morsures sont simples ou compliquées.

Les premières sont toujours le fait d'un animal sain et ne réclament que des soins connus de tout le monde ;

Les secondes, au contraire, proviennent d'animaux enragés, de serpents vénimeux ou d'insectes malfaisants.

Elles peuvent déterminer des accidents graves et quelquefois mortels.

Ce sont ces morsures qui vont seules nous occuper.

### § 1. *Morsures par des animaux enragés.*

Quatre-vingt-quinze fois sur cent, quand

l'homme est mordu par un animal enragé, cet animal est un chien; il faut pourtant savoir que le chat, le loup, le renard, peuvent aussi, comme le chien, contracter spontanément la rage et la communiquer à l'homme (1).

On prétend que l'homme lui-même peut la contracter spontanément.

Rien n'est moins prouvé.

Mais ce qui paraît l'être, et ce qu'il faut publier bien haut, c'est que la rage, chez l'homme, contractée ou spontanée, n'est pas susceptible d'être communiquée.

Quoi qu'il en soit, aussitôt qu'on a été mordu par un animal suspect de rage, surtout si c'est un chien ou un chat, il faut :

1° Presser la plaie dans tous les sens pour la faire saigner le plus possible ;

(1) On prétend même que les chevaux, les mulets, les ânes, les bœufs, les cochons, peuvent devenir enragés sans avoir été mordus. Toutefois il n'est pas démontré qu'ils puissent communiquer leur rage spontanée ou contractée.

y en a qui assurent avoir vu des coqs et des canards affectés spontanément de la rage, et l'avoir transmise à d'autres animaux.

2° La laver à grande eau avec une solution savonneuse ou saline ;

3° Si on en a le courage, on cautérisera avec un fer chauffé jusqu'au rouge-blanc (1) ;

4° Il faut au moins faire couler dans la plaie ou de l'huile de vitriol ou du beurre d'antimoine, si on en a sous la main (2).

C'est dans les accidents de ce genre que l'intervention de l'homme de l'art ne saurait jamais être trop prompte.

Quelque pénible qu'en soit l'aveu, nous devons dire que, dans l'état actuel de la science, on ne connaît aucun moyen de guérir avec certitude la rage déclarée.

Qu'on juge par là de l'importance de la cautérisation.

*Elle seule*, qu'on le sache bien, prévient le développement de la rage.

Loin, bien loin donc toutes ces recettes

(1) La douleur sera d'autant moindre et le succès d'autant plus sûr, que le fer sera plus chaud.

(2) Ou la pierre infernale réduite en poudre, la pierre à cautère, etc.

prônées par l'empirisme et le charlatanisme !
Leur moindre inconvénient est d'inspirer une
sécurité funeste, en ce qu'elle peut faire négliger l'emploi des moyens sanctionnés par
l'expérience.

§ 2. *Morsures par les serpents venimeux.*

Immédiatement après une morsure de vi-
père ou de serpent :

Prenez votre mouchoir ou votre cravate,
placez-le en ligature au-dessus de la morsure, et laissez en place pendant vingt minutes
au plus.

Pressez la plaie pour en retirer le venin.

Si cela se peut, exercez cette pression, la
partie mordue plongée dans l'eau tiède.

En attendant l'homme de l'art, cautérisez
la plaie soit avec le fer rouge, soit avec
l'huile de vitriol, soit avec la pierre infernale ou la pierre à cautère pulvérisée.

Faute d'autre moyen de cautérisation, on
peut même avoir recours à l'huile bouillante.

Pendant ce temps, on fait boire de l'eau de sureau bien chaude, ou bien celle de feuilles d'oranger ou de fleurs de camomille.

§ 3. *Traitement de la piqûre des insectes.*

Ce traitement varie un peu, selon l'insecte malfaisant.

Dans la piqûre par le scorpion, employez l'alcali volatil intérieurement et extérieurement. Ultérieurement les cataplasmes émollients.

Dans celle par l'araignée, lavez la partie lésée avec de la saumure.

Les compresses au vinaigre, les lotions avec le même liquide sont tout aussi efficaces.

La piqûre par l'abeille n'aurait aucune suite si on pouvait toujours réussir à retirer l'aiguillon.

Si on ne peut en venir à bout, le meilleur moyen à employer est l'eau très-froide.

L'eau de Goulard, les lotions d'urine refroidie peuvent être très-utiles.

# CHAPITRE V.



On appelle ainsi tout état subit dans lequel on perd le sentiment et le mouvement.

La pâleur de la face, la suspension apparente des battements du cœur et du pouls, ainsi que celle de la respiration, font de cet état un spectacle heureusement plus effrayant qu'inquiétant.

La première chose à faire dans les défaillances, on pourrait même dire la seule chose à faire, est d'étendre immédiatement le malade sur le dos, la tête légèrement renversée; puis successivement on desserre les vêtements, on donne de l'air, on humecte les narines et les lèvres avec du vinaigre, et enfin on projette vivement sur la face quelques gouttes d'eau fraîche. Pour cela il faut tremper les doigts dans l'eau et les faire jouer comme si on voulait donner une chiquenaude.

Toutefois, cette projection d'eau froide ne doit avoir lieu qu'après une ou deux minutes de défaillance.

# CHAPITRE VI.

## DES ACCIDENTS NERVEUX.

Les seuls qui doivent nous occuper sont : les convulsions, l'hystérie et l'épilepsie.

### § 1. *Les convulsions.*

Il ne faut jamais perdre de vue qu'elles sont constamment l'effet d'une maladie, et non une maladie elle-même.

Cette seule circonstance fait ressortir tout de suite la nécessité de l'intervention du médecin.

En son absence, voici ce que nous conseillerions :

Promener sur les cuisses intérieurement deux boules sinapisées (1).

On les déplacera de deux en deux minutes.

Il est extrêmement rare que l'état convulsif ne cède pas pour quelque temps à ce moyen aussi simple qu'efficace.

En même temps on a recours à un lavement légèrement savonneux, ou mieux encore à l'introduction dans le fondement d'une petite boule de savon préalablement détrempée et ramollie pour qu'elle agisse plus vite sur la muqueuse de l'intestin.

## § 2. *L'hystérie.*

On sait que ce genre d'accident nerveux est presque exclusif aux femmes.

Lorsque l'accès est imminent, on peut prévenir son éclat soit en serrant vigoureusement les bras un peu au-dessus du coude, soit en projetant vivement sur la face avec

(1) C'est un sinapisme de forme globulaire, que l'on tient à la main par le linge qui l'enveloppe.

les doigts de l'eau aussi froide qu'on pourra se la procurer.

Pendant l'attaque, empressez-vous d'étendre la malade horizontalement, relâchez tous les cordons qui peuvent gêner la respiration ou la circulation, et contenez les bras de manière à les empêcher de frapper contre les corps environnants.

Quant aux substances odorantes, pour une qui a quelque utilité, il y en a dix qui sont nuisibles.

Nous proposerions donc le vinaigre comme celle qui nous a constamment paru inoffensive quand elle n'était pas utile.

## § 3. *L'épilepsie.*

Si l'attaque est pressentie et annoncée par le malade, ou prévue par les assistants, on peut quelquefois réussir à la prévenir en déterminant une brusque et violente secousse morale.

On la provoque par quelque nouvelle vraie

ou feinte, capable d'ébranler vivement le moral de l'épileptique.

Quand on s'aperçoit qu'on a réussi, il faut le mettre en mouvement, l'entraîner, pour ainsi dire, sans lui laisser le temps de la réflexion.

Occupons-nous de l'attaque elle-même.

Pressentie ou inopinée, les phénomènes qu'elle présente et les secours qu'elle réclame ne diffèrent en rien.

Il y a ici, il faut bien le dire, beaucoup moins à prescrire qu'à défendre.

Ainsi je défendrais l'emploi de la force pour chercher à maîtriser les mouvements des membres;

Le sel introduit dans la bouche par le vide que laissent les dents qui manquent aux mâchoires;

Les liquides que l'on fait passer à travers les intervalles dentaires;

Les alcalis que l'on cherche à faire respirer.

Les ligatures que l'on applique aux membres;

Les affusions d'eau froide.

Mais je conseillerais de veiller à la sûreté du malade, en empêchant qu'il ne se frappe contre les corps durs qui se trouvent près de lui et ne peuvent être déplacés ;

De lui mettre entre les dents un linge en rouleau d'une épaisseur de *un* centimètre au moins, pour prévenir les lésions de la langue ;

De recourir aux sinapismes lorsque la congestion s'annonce à la tête par la rougeur de la face.

J'ajouterai que l'on peut, sans inconvénient pour l'épileptique et avec avantage pour les assistants, jeter sur la figure un linge fin, de tissu très-clair, quels qu'en soient la couleur et l'étoffe (1).

Enfin je croirais rendre un vrai service aux malheureux épileptiques et à leur famille, en les engageant à repousser toutes

(1) L'utilité de ce moyen est de soustraire à la vue des assistants le spectacle toujours effrayant de la figure d'un épileptique en état d'accès ; spectacle tel, qu'il a suffi plus d'une fois à faire naître la maladie sur des sujets qui jusque-là n'en avaient offert aucun signe.

ces recettes prétendues antiépileptiques, dont le charlatanisme ou l'ignorance prônent partout l'infaillibilité, ou du moins à se tenir sans cesse en défiance contre elles.

Ce n'est pas que j'entende déclarer par là l'incurabilité de l'épilepsie; je n'ai d'autre intention que de faire ressortir les difficultés que présente une guérison durable de cette triste maladie.

Loin de croire à l'incurabilité de l'épilepsie, je pense, au contraire, que la moitié des cas, pour ne pas dire plus, seraient susceptibles de guérison s'ils étaient pris à temps et traités convenablement (1).

(1) Sans avoir la prétention de guérir tous les épileptiques, nous croyons que notre méthode de traitement procure plus de guérisons qu'aucune autre. (*Note de l'auteur.*)

# CHAPITRE VII.



Elles sont traumatiques, c'est-à-dire provenant de blessures, ou spontanées.

## § 1. *Hémorragies traumatiques.*

La blessure a intéressé une artère ou une veine.

L'hémorrhagie artérielle, qui est de beaucoup la plus importante, se reconnaît à la couleur du sang qui est d'un rouge vermeil, et à sa sortie qui a lieu par saccadés isochrones aux battements du cœur ou du pouls.

L'hémorragie veineuse, au contraire, donne un sang rouge foncé dont la sortie est lente et uniforme (1).

Les moyens à employer pour arrêter, au moins momentanément, les hémorragies traumatiques, sont la compression d'abord, puis auxiliairement les substances astringentes et absorbantes.

C'est pourquoi :

1º Placez avant tout le blessé au repos absolu dans la position horizontale; recommandez lui d'éviter de parler, de tousser et de cracher;

2º Si l'hémorragie est artérielle, portez la compression au-dessus de la blessure, toujours du côté du cœur;

Si elle est veineuse, au-dessous de la blessure, à l'opposé du cœur.

La compression immédiate, c'est-à-dire l'application du doigt sur le trajet même du

______

(1) On aura une idée exacte de ces deux sortes d'hémorragies, quand on saura que le sang artériel va du centre aux extrémités, et le sang veineux des extrémités au centre.

vaisseau coupé, quand elle peut se faire, arrête immédiatement la sortie du sang.

A son défaut on a recours à la compression indirecte que l'on pratique d'abord avec les mains, si elles peuvent embrasser le membre blessé, puis en appliquant une compresse au lieu choisi, sur laquelle on passe un lien ou ligament; on serre ce lien avec un petit morceau de bois jusqu'à ce que l'écoulement ait cessé.

3° Les substances astringentes et absorbantes que l'on peut se procurer avec le plus de facilité sont l'amadou et le sel de cuisine ou l'alun. Ainsi on charge un morceau d'amadou d'alun ou de sel pulvérisé, et on l'introduit dans la plaie, ayant soin de le renouveler autant de fois qu'il sera nécessaire.

## § 2. *Hémorragies spontanées.*

Elles sont actives ou passives.

Les premières sont presque exclusivement propres aux personnes chez lesquelles il y a

exubérance de vie, richesse de sang et plé-
thore sanguine.

Ces hémorragies sont des bienfaits de
nature ; elles sont leur propre remède à elles-
mêmes ; il faut en général les respecter, à
moins cependant que leur abondance n'en-
traîne une faiblesse inquiétante.

En ce cas, on mettra le malade au repos absolu, dans un air frais et bien renouvelé ; on lui donnera des boissons acidulées
froides, et on attendra ainsi l'intervention de
l'homme de l'art.

Les hémorragies passives, au contraire, ne
se montrent que chez des sujets affaiblis
qu'elles affaiblissent encore. On doit donc se
hâter de les suspendre aussitôt qu'on le peut.

Celles qui se présentent le plus souvent
sont : 1° le saignement de nez ; 2° le crachement et le vomissement de sang ; 3° les
hémorroïdes, et 4° les pertes proprement
dites.

1° Si le saignement de nez est actif et
qu'il soit modéré, on le respecte.

S'il est passif, on s'occupe de l'arrêter.

Pour cela, recommandez de tenir la tête élevée, la face inclinée en avant et les narines rapprochées l'une de l'autre.

S'il le faut, appliquez au front, aux tempes, à la nuque des compresses froides.

2° Dans le crachement et le vomissement de sang, asseyez promptement le malade, faites-lui respirer un air frais, boire froid, même à la glace; qu'il garde l'immobilité absolue, un silence complet; qu'il résiste au besoin de tousser: ajoutez des sinapismes aux extrémités s'il le faut, et comptez pour le reste sur l'intervention du médecin.

3° Les hémorroïdes fluentes sont en général un bénéfice.

Toutefois il est des cas où l'écoulement sanguin devient d'une abondance inquiétante.

On recommande alors au malade de se coucher sur le flanc droit, de s'abstenir autant que possible de se moucher, de tousser et de cracher. On le met aux boissons froides, aux lavements froids, et on applique

des compresses réfrigérantes au siége de l'é-
coulement.

4° Dans les pertes, la femme se couche
horizontalement, les pieds aussi élevés que
la tête. La température de la chambre est
fraîche, l'air pur. Elle prendra des boissons
et des aliments froids, s'abstiendra de parler haut, de tousser et de cracher. S'il le
faut, elle appliquera des compresses froides
sur le bas-ventre, des sinapismes au pli du
coude, entre les épaules en arrière. Ce dernier moyen nous a paru souvent très-efficace.

# CHAPITRE VIII.



Elles sont avec contusion, ecchymose (meurtrissure) et gonflement;

Ou avec plaie;

Ou enfin avec entorse, luxation (déboîtement des os) ou fracture.

*§ 1ᵉʳ. Chutes avec contusion, ecchymose et gonflement.*

Dans le premier cas, le repos sur le lit ou seulement sur un siége, selon la gravité de la chute.

Des compresses d'eau froide appliquées sur la partie qui a porté. On y aura recours immédiatement après l'accident, et on les renouvellera de minute en minute, maintenant toujours l'eau à une température aussi froide qu'on le pourra.

Cette méthode vaut mieux que toutes les recettes empiriques auxquelles on a recours trop souvent.

Après les réfrigérants dont on maintiendra l'application pendant une heure au moins, selon les cas, on pourra faire usage des liquides vinaigrés, salés, et surtout de l'eau blanche ou de la teinture d'arnica, si on en a sous la main.

Cependant on fait prendre quelques gorgées d'eau froide. Si on peut donner de l'eau sucrée additionnée d'eau de fleurs d'oranger ou de quelques gouttes d'éther, le malade s'en trouvera encore mieux.

### § 2. Chutes avec plaie.

Si la plaie est avec contusion et meurtrissure, la meilleure indication à remplir est de favoriser avant tout l'écoulement sanguin.

On y parvient en lavant avec de l'eau tiède, en comprimant doucement le pourtour et les lèvres de la plaie, enfin en la couvrant de cataplasmes tièdes.

Il faut bien éviter, dans le cas qui nous occupe, de chercher, comme on le fait trop souvent, à réunir les bords de la plaie. C'est une des plus funestes pratiques auxquelles on puisse avoir recours. Le médecin doit être le seul juge de l'opportunité de la réunion des bords de la plaie.

Si cette plaie donnait lieu à une hémorragie artérielle ou veineuse inquiétante, on y obvierait en ayant recours aux moyens indiqués à l'article *Hémorragie artérielle ou veineuse.*

§ 3. *Chutes avec entorse, luxation ou fracture.*

La mise immédiate au repos dans la position horizontale est la plus urgente indication à remplir, surtout si les lésions ont leur siége aux membres inférieurs.

Si, au contraire, elles se trouvent aux membres supérieurs, soutenez le membre blessé dans la position horizontale, à l'aide d'un linge quelconque placé en écharpe.

En cas d'entorse simple, quel qu'en soit le siége, le repos est de toute nécessité, et les applications réfrigérantes, si elles peuvent être pratiquées immédiatement et pendant un temps suffisant (cinq ou six heures), peuvent à elles-seules suffire pour amoindrir infiniment les suites de l'accident et même les prévenir.

# CHAPITRE IX.

## LE CROUP.

Que le croup soit vrai ou faux, conduisez-vous toujours, en attendant le médecin, comme si vous aviez affaire au vrai croup.

Cette section de notre travail n'a trait, comme on doit le savoir, qu'aux accidents maladifs ou maladies sans préludes.

Cet article sur le croup est une concession à une erreur qu'on ne saurait trop signaler.

C'est que cette terrible affection offre constamment des phénomènes précurseurs.

Nous devrions donc comprendre le croup dans les maladies proprement dites, ou qui s'annoncent, et renvoyer à la première section.

Toutefois les préludes, ou, comme disent les médecins, les prodromes du croup sont généralement obscurs.

Il est très-ordinaire, par exemple, de voir les petits malades tousser et étouffer le soir, de manière à donner de l'inquiétude, et le lendemain matin rire, manger, sauter et chanter.

Rien n'est insidieux comme ces alternatives.

La sécurité qu'elles font naître ou qu'elles entretiennent a été bien souvent funeste.

Mères qui me lisez, soyez en garde contre elles.

Hâtez-vous de prévenir votre médecin.

En l'attendant, voici ce que vous ferez :

1° La température de la chambre sera rigoureusement tenue à l'abri des vicissitudes atmosphériques ;

2° Vous éviterez avec grand soin de faire parler, crier ou pleurer l'enfant malade ;

3° Vous ne lui donnerez à manger, s'il le demande, que des aliments très-légers, comme soupe au lait, panades, gelées de fruits sur peu de pain, etc.,

Et à boire que de l'eau sucrée tiède, du thé de tilleul, de feuilles d'oranger ou de fleurs de violette;

4° Successivement vous aurez recours aux bains de pied sinapisés, aux sinapismes eux-mêmes;

5° Aux lavements vinaigrés ou fortement savonneux de deux en deux heures;

6° Les inspirations de vapeurs aqueuses ont quelque efficacité;

7° Les fomentations émollientes et les cataplasmes autour du cou sont utiles;

8° Les bains chauds de bras d'une durée de quinze à vingt minutes, et répétés à des intervalles rapprochés, le sont aussi;

9° Les cataplasmes très-chauds sur les grandes articulations sont un moyen précieux;

10° On a recommandé, surtout si on est

pris pendant la nuit, les sachets de sel de cuisine bien pulvérisé et très-chaud placés au cou;

11° On peut aussi employer les applications au cou d'éponges trempées dans l'eau très-chaude, et les renouveler de minute en minute.

L'emploi bien dirigé de ces divers moyens suffira, sinon à arrêter, du moins à modérer la marche des accidents.

On n'est pas sans avoir remarqué dans cette énumération l'absence des vomitifs.

Cette omission est à dessein.

Les vomitifs, dans le croup, sont une ressource très-précieuse, mais à la condition de l'employer opportunément, et nous voudrions que le médecin restât seul juge de cette opportunité.

Les vomitifs, pour les enfants, sont aujourd'hui une sorte de ressource banale que les parents administrent à tous propos, et que les pharmaciens livrent avec une facilité qui tient souvent de la complaisance.

Les vomitifs, précisément à cause de leur efficacité quelquefois vraiment héroïque, ou de leurs effets souvent très-fâcheux, selon les circonstances, devraient être une arme exclusivement maniée par les médecins ou sur leurs prescriptions.

# CHAPITRE X.



Si un accident réclame d'urgence l'intervention médicale, c'est assurément le coup
de sang.

Mais cette intervention, qui ne saurait jamais être trop immédiate, laisse presque
toujours entre elle et l'accident un intervalle
qu'il faut toujours tâcher de remplir au bénéfice du malade.

On y arrivera en se conformant avec exac-
titude et méthode aux préceptes qui suivent :

1° Si le malade le peut, faites garder la
position assise ;

Sinon, étendez-le horizontalement sans craindre de l'agiter.

On assure même que quelques mouvements de succussion ne sont pas sans utilité.

2° Desserrez promptement tous les liens;

3° Appelez de l'air frais et bien renouvelé.

4° Que la tête reste nue;

5° Faites sur la face des affusions d'eau froide;

6° Que le malade soit légèrement couvert,

7° Tenez des calorifères aux pieds, comme briques chaudes, eau bouillante dans un vase, etc.;

8° Faites des frictions excitantes et même rubéfiantes sur la poitrine et les membres, avec de l'alcool très-chaud, du vinaigre, etc.;

9° Appliquez des sinapismes aux cuisses, aux jambes, aux pieds, aux bras successivement, et à quelques minutes d'intervalle;

10° Administrez des lavements vinaigrés, salés, savonneux;

11° Introduisez même un peu de sel dans la bouche;

12° Quelques boules de savon ramolli et lubrifié dans le fondement;

13° Placez une ligature à chaque cuisse;

Évitez les sternutatoires; l'expérience paraît s'être prononcée contre eux.

Ainsi n'introduisez dans le nez ni tabac, ni camphre, ni poivre, etc.

Évitez également d'introduire aucun liquide dans la bouche.

# CHAPITRE XI.

## GOUTTE RÉTROCÉDÉE OU REMONTÉE.

Tout goutteux est exposé à cet accident et à ses suites si souvent fâcheuses.

Tous les efforts, tous les soins des assistants doivent tendre ici à rappeler aux articulations la goutte déplacée.

De la promptitude et de l'énergie des secours dépend souvent la vie des malades.

C'est sur les jointures où siége le plus habituellement la goutte remontée, que doivent porter d'abord les premiers moyens de secours.

1° On promènera donc sur ces articulations des sinapismes très-chauds ;

2° On les remplacera, après dix minutes, par des cataplasmes d'une décoction de tabac fortement alcoolisée.

3° Les cataplasmes de verveine et de vinaigre ont été recommandés;

4° La laine mouillée d'eau fortement alcoolisée très-chaude;

5° Les bains de pied très-chargés de sel de cuisine.

6° Pendant ce temps on fait avaler, de dix en dix minutes, une cuillerée à bouche d'huile d'olive jusqu'à concurrence de dix cuillerées au moins.

On intercale quelques tasses de thé de camomille bien chaud.

Insistez sur ces divers moyens dans l'ordre de leur exposition jusqu'à l'arrivée du médecin; peu d'accidents nécessitent autant que celui-ci l'urgence de son intervention.

7.

# CHAPITRE XII.

## ANXIÉTÉ, ANGOISSE.

Cet état ne se définit ni ne se décrit.

Quelques faits pris au hasard dans les nombreuses observations que nous avons recueillies en diront plus que les plus longues descriptions.

Un homme de trente-cinq ans, d'une santé à faire envie, prend place à un dîner d'apparat donné en son honneur. Les convives nombreux étaient pour la plupart de hauts personnages du monde officiel.

Il mange abondamment et avec avidité de tous les plats, fait honneur aux meilleurs vins.

Tout à coup il se sent pris de cette idée :

« Si j'allais être indisposé!... Quel dérangement j'occasionnerais !... »

Cette fatale pensée se transforme rapidement en préoccupation, en inquiétude
anxieuse, et finalement en un état d'angoisse qui ne peut être imaginé que par
ceux qui en ont éprouvé d'analogues.

Il devient étranger à tout ce qui se dit, ne
cause plus, ne mange plus et se croit obligé
de paraître causer, boire et manger pour
n'être point remarqué.

Il se garderait bien de confier ses tortures
à ses voisins. « On rirait, se dit-il, des souffrances d'un homme plein de santé et d'ap-
pétit. »

Plus on approche de la fin du dîner, plus
il souffre. L'angoisse augmente en raison des
efforts qu'il fait pour la dominer.

Enfin on se lève de table. Le voilà libre.
Tout cesse comme par enchantement.

Un autre se trouve au milieu d'un parterre de théâtre. La salle est comble. La toile
se lève.

« Quelle faute ! se dit-il, me voilà au milieu d'une salle pleine : si je me trouvais indisposé, comment sortir d'ici ?... »

Cette réflexion l'occupe, le préoccupe, l'obsède.

Il étouffe, ne voit plus, n'entend plus.

« Jamais, m'écrivait-il, non jamais torture pareille. Je la souhaite aux tyrans. Appelez cela, si vous voulez, docteur, le cauchemar des gens éveillés. »

Enfin la toile tombe. Sa poitrine se dilate, il respire. Le parterre se désemplit ; il n'a pas hâte de sortir, il lui suffit de sentir qu'il le peut.

Celui qui en parle ici a subi trop souvent les tortures de l'angoisse pour ne pas leur avoir cherché un remède.

Voici les conseils qu'il est autorisé à donner :

1° Au moment où l'angoisse se déclare, prenez quelques gouttes de liqueur d'Hoffmann sur un morceau de sucre (de 8 à 15 gouttes). Ce moyen bien simple fait cesser souvent l'angoisse comme par enchantement.

2° Un demi-verre d'eau sucrée additionné de deux cuillerées à bouche d'eau de fleurs d'oranger réussit à calmer cet état quand il ne le dissipe pas.

3° On se trouve bien également de l'eau de mélisse des Carmes, additionnée de quelques gouttes d'éther dans la proportion de deux parties d'eau de mélisse pour une d'éther.

Mais ce qu'il faut éviter à tout prix, quand on le peut, c'est l'encombrement.

Fuyez donc les réunions tumultueuses quand vous appréhenderez la difficulté de vous en dégager.

Si vous y êtes forcé, ne prenez, avant de vous y rendre, que peu ou même point d'aliments.

Si c'est un repas, mangez le moins possible et lentement.

Il faut remarquer, en effet, que dans ce dernier cas l'angoisse ne prend qu'assez tard pendant un dîner, et quand on a mangé avidement et abondamment.

En tous cas, quand vous vous sentez pris, ne luttez pas ; dégagez-vous sous un prétexte quelconque.

L'opiniâtreté, dans cette lutte, aggrave constamment le malaise du moment et facilite les récidives.

# CHAPITRE XIII.

## ANGINE DE POITRINE (ASTHME CONVULSIF).

Cet accident maladif éclate presque toujours au milieu des apparences de la plus parfaite santé.

C'est pendant une marche un peu précipitée contre le vent, dans une montée, pendant un exercice violent, que l'accès se produit sans aucun prélude.

Le malade éprouve brusquement une vive douleur du côté gauche de la poitrine, une sorte de constriction transversale. Il s'arrête tremblant de suffoquer ou de se trouver mal.

L'accident cesse, mais en laissant le malade aux prises avec la pensée qu'il aurait pu se terminer par la mort, et qu'en tous cas il se lie certainement à quelque affection grave et profonde.

Les plus sûrs moyens de prévenir les accès d'angine de poitrine sont :

1° Le séjour à la campagne ;

2° L'éloignement de toutes les causes d'émotions vives, de plaisir ou de peines ;

3° Celui des discussions, des contentions d'esprit, des réunions nombreuses dans des lieux peu spacieux.

Pendant l'accès :

Le repos est de rigueur.

Un sinapisme entre les épaules en arrière dissipe rapidement le mal s'il est léger.

Les mains plongées dans l'eau très-chaude sont un bon moyen.

Une cuillerée à bouche d'eau de fleurs d'oranger peut réussir également.

Nous avons vu des accès d'une certaine intensité céder comme par enchantement à l'ustion sous le nez de quelques allumettes soufrées.

Enfin un lavement d'une décoction même légère de feuilles de tabac peut être un excellent moyen de faire cesser l'accès.

# CHAPITRE XIV.


COLIQUES DITES DE *Miserere*.

On donne surtout cette dénomination à deux sortes d'accidents tout à fait distincts.

L'iléus ou étranglement de l'intestin, et la néphrite graveleuse ou calculeuse.

## § 1er. *Étranglement intestinal. Occlusion intestinale.*

Cet accident maladif se déclare subitement, au milieu de la plus parfaite santé, par une douleur intolérable dans le ventre. Elle s'accompagne de contractions et de dilatations intestinales, avec dureté des parois abdominales.

Il survient bientôt et successivement des régurgitations gazeuses, alimentaires, stercorales même, et une constipation insurmontable.

Cependant les traits s'altèrent, la face se décolore.

Si le mal n'est point enrayé dans sa marche, le tronc se fléchit en avant, le malade tombe dans le découragement, la voix se voile, la respiration se prend.

Enfin, si l'iléus tourne à une gravité extrême, les défaillances, les mouvements convulsifs, la petitesse du pouls, la fétidité stercorale de l'haleine, en sont les indices trop frappants.

Nous avons tenu, pour la première fois dans ce livre, à nous étendre sur les symptômes de l'étranglement, ou de l'occlusion de l'intestin, à cause des difficultés qu'on éprouve souvent à bien le distinguer des autres affections intestinales, telles que le choléra sec ou la hernie étranglée, par exemple.

Ce qu'il y a à faire au début de ce terrible accident, le voici :

1º On peut avec avantage faire avaler soit du plomb à gros grains, même de petites balles, ou du mercure coulant ;

2º On administre des lavements très-froids, froids jusqu'à la glace ;

3º En même temps on fait boire de celle-ci, alternant avec quelques cuillerées d'huile de ménage ;

4º On couvre de glace toute la surface abdominale ;

5º On introduit dans le fondement une petite boule de savon détrempée dans le vinaigre :

Tout cela en attendant l'arrivée du médecin.

## § 2. *La colique néphrétique.*

L'autre espèce de *Miserere*, la néphrite calculeuse ou graveleuse, se traduit par des phénomènes si bien tranchés, que ni les malades ni les assistants ne peuvent s'y méprendre.

Ainsi que son nom l'indique, elle est déterminée par la présence de graviers ou de petits calculs dans les reins.

Cet accident saisit dans toutes les situations, à table, à la promenade, au spectacle, partout.

Les douleurs qu'il fait éclater sont atroces.

La première et peut-être la seule chose à faire, est de placer aussitôt qu'on le peut le malade dans un bain tiède.

On l'y laissera deux heures, trois heures même, lui faisant boire en abondance de la limonade de citron ou de l'eau miellée.

Les boissons diurétiques ou qui portent aux urines, comme le chiendent ou la pariétaire, sont rigoureusement proscrites dans la colique néphrétique.

# CHAPITRE XV.



## MÉTÉORISME SUBIT OU COLIQUE GAZEUSE.

C'est une intumescence ou gonflement subit du ventre ou d'une partie du ventre ; ordinairement l'un ou l'autre flanc.

Cet accident se déclare à toute heure, mais plus souvent la nuit que le jour.

Ses caractères sont une douleur extrêmement aiguë dans la région où s'est formée l'accumulation de gaz.

Il s'y joint une extrême difficulté de respiration, des palpitations, de *fréquents besoins d'uriner*, une anxiété portée au comble.

En un mot, le météorisme subit s'accompagne de phénomènes vraiment effrayants.

Heureusement les dangers sont plus apparents que réels.

Ils s'amendent le plus ordinairement sous l'influence des moyens que nous allons indiquer :

1° Ce qu'il y aurait à faire immédiatement si on le pouvait, serait de mettre le malade dans un bain frais (18 à 22 degrés centigrades);

2° En attendant, on a recours aux frictions, aux applications d'eau à la glace, ou même de glace pilée ;

3° Les lavements très-froids, les boissons très-froides légèrement acidulées, sont également très-utiles ;

4° On relève le moral du malade en ne lui laissant aucun doute, non-seulement sur l'innocuité de l'accident, mais encore sur un soulagement très - prochain et une guérison certaine ;

Enfin on l'engage à faire de l'exercice, on le place au grand air ;

*On lui ménage une vive et brusque surprise de plaisir ou de peine.*

Ce dernier moyen a quelquefois réussi d'une manière tout à fait inespérée.

# CHAPITRE XVI.



ASTHME SUFFOCANT.

Il arrive souvent qu'un asthmatique est pris subitement, le plus souvent la nuit, d'une gêne inexprimable dans la respiration, d'un sentiment de compression et de resserrement dans toute la poitrine : il ne peut garder la position horizontale, il s'asseoit, il se couche, il se lève, il incline le corps en avant.

La respiration est sifflante, haletante, entrecoupée.

Les épaules se soulèvent, la face devient vultueuse et se gonfle, l'anxiété devient extrême.

Il demande de l'air, de l'eau, de l'eau froide par-dessus tout.

Le corps se couvre d'une sueur abondante et halitueuse.

Contre un pareil état, les premiers secours ne sauraient jamais être ni trop prompts ni trop énergiques.

Il faut donc :

Asseoir le malade sur son lit, les épaules bien fixées, la tête haute ;

Ouvrir largement les fenêtres de sa chambre ;

Le débarrasser rapidement des couvertures ou des vêtements qui gênent sa poitrine;

Appliquer des sinapismes aux extrémités : cette application sur la poitrine elle-même donne un soulagement encore plus prompt ;

Administrer un lavement irritant avec du savon, ou un peu de vinaigre, ou de sel gris dans beaucoup d'eau ;

Faire boire par petites gorgées de l'eau fraîche très-peu sucrée, et additionnée de beaucoup d'eau de fleurs d'oranger ;

Faire brûler sous le nez quelques allumettes soufrées, ou les barbes d'un petit paquet de plumes.

Mais le moyen par excellence serait, au début de l'accès, de faire prendre un vomitif.

A cet effet, un asthmatique devrait toujours avoir en sa possession quelques grains de tartre stibié ou quelques doses de poudre d'ipéca, afin que le médecin, à son arrivée, pût en faire l'administration immédiate.

Si l'urgence de ce moyen était telle qu'on ne pût attendre davantage l'homme de l'art, voici le mode d'administration de l'émétique :

On prendrait deux grains (10 centigrammes) de tartre stibié que l'on ferait dissoudre dans un demi-verre d'eau tiède, et on ferait boire par cuillerées à bouche de cinq en cinq minutes jusqu'à effet vomitif.

Si on voulait faire usage de poudre d'ipéca, on en mettrait 1 gramme dans un verre d'eau et on ferait boire en une seule fois.

# CHAPITRE XVII.



Il est inutile de dire les mille formes qu'affecte le cauchemar.

Le cauchemar est un accident qu'on pourrait dire nocturne, attendu qu'il ne survient que chez les personnes endormies.

Le coucher sur le dos ou sur le flanc gauche, dans l'état de plénitude de l'estomac, favorise surtout les accès de cauchemar.

Dans cet état on a généralement le sentiment d'un corps lourd qui oppresse.

Ce corps comprimant est toujours un être malfaisant, hideux jusqu'à la *monstruosité*.

Sous cette influence la respiration devient

haletante, saccadée, plaintive ; on s'agite, on sue, on parle, on crie.

L'adulte se réveille, ou est éveillée, et le mal s'évanouit avec le sommeil.

Mais il n'en est pas ainsi de l'enfant.

Pris de cauchemar, il se débat longtemps, se réveille à demi, se rendort et retrouve les mêmes objets de terreur et d'effroi.

Il se réveille de nouveau, ou plutôt il n'est pas encore réveillé quand il paraît l'être.

En cet état qui n'est ni le sommeil ni la veille, l'enfant jette des cris aigus, paraît regarder fixément un même objet, le repousse de la main, détourne la tête, s'agite, n'entend rien, ne sent rien et n'a d'attention que pour sa chimère.

J'ai vu une petite fille de trois ans résister pendant plus de deux heures à tous les moyens employés pour dissiper l'effroi déterminé par un affreux cauchemar.

Un des effets les plus graves du cauchemar chez les enfants, est d'amener des phénomènes nerveux qui deviennent ultérieurement des causes de convulsions répétées (1).

On nous saura gré d'indiquer longuement, contre notre usage, les moyens de prévenir le cauchemar chez les enfants, ainsi que ceux que nous jugerons propres à le dissiper quand il n'a pu être prévenu.

## § 1ᵉʳ. *Moyens de prévenir le cauchemar.*

Il y a inconvénient pour tout le monde à se mettre au lit immédiatement après un copieux repas.

Mais les enfants le subissent d'une manière toujours plus ou moins fâcheuse.

Cet abus amène inévitablement chez eux un délabrement de santé dont on ne déplace la cause que parce qu'il se produit lentement.

En réalité, il faut le rattacher à la déplorable habitude qu'on a souvent de faire manger aux enfants des mets variés et trop substantiels, et les coucher après.

(2) L'épilepsie elle-même n'a souvent pas d'autre origine.

On évitera donc :

1° La plénitude de l'estomac ;

2° Le coucher sur le dos ou sur le flanc gauche ;

3° Le moment du coucher trop rapproché de l'heure du dernier repas ;

4° La trop grande chaleur du lit ;

5° Le poids exagéré des couvertures ;

6° La congestion vers le cerveau en plaçant la tête plus élevée que le reste du corps ;

7° Les contes fantastiques et les récits dramatiques ;

8° De donner aux enfants, à leur dernier repas, des viandes trop fortes, comme du lièvre, par exemple ;

9° Enfin on s'assurera que la fréquence des cauchemars ne tient pas à la présence des vers dans l'intestin, surtout dans l'estomac.

A en croire beaucoup de praticiens, ce genre de cauchemar serait même susceptible de donner lieu à une suffocation immédiatement mortelle.

### § 2. *Pendant l'accès du cauchemar.*

Les enfants, en cet état, exigent de très grands ménagements.

Ainsi il faut les réveiller tout doucement, sans porter brusquement la lumière à la tête.

On les retire du lit pour les poser sur leurs pieds, et on les fait marcher.

On les entoure des objets qui les amusaient dans l'état de veille.

Un chien ou un chat vivant, que l'enfant aimait à caresser, a suffi souvent à lui seul pour dissiper immédiatement les terreurs du cauchemar.

On fait boire, par petits coups, de l'eau sucrée additionnée d'eau de fleurs d'oranger.

Si cela devenait nécessaire, on aura recours aux sinapismes, aux lavements irritants.

J'ai vu un cas où il n'a été possible de dissiper entièrement les suites d'un cauchemar qu'en faisant vomir l'enfant.

Le choléra a constamment, comme le croup, des prodromes ou phénomènes précurseurs.

L'opinion contraire a prévalu pendant quelque temps, parce que les observations avaient été incomplètes. Aujourd'hui elle n'a plus de partisans.

Toutefois elle prouve au moins que ces phénomènes précurseurs peuvent facilement être méconnus ; c'est le motif qui nous fait placer le choléra dans cette section de notre travail. -

En effet, il frappe le plus souvent au milieu de la plus belle santé, et ses préludes ne précèdent d'ordinaire que de bien peu le moment où il éclate.

La cholérine n'est que le premier degré du choléra ; c'est une atteinte de choléra avortée, qu'on nous permette le mot.

Les excès de table, les écarts brusques de régime ou d'habitudes, les aliments malsains ou mal préparés, les fruits avant leur maturité, l'eau glacée ou les glaces prises inopportunément après un repas copieux, sont autant de causes déterminantes de la cholérine et partant du choléra, surtout si la température élevée, l'insalubrité de l'atmosphère viennent y ajouter leur influence pernicieuse.

Dans ces conditions, tout à coup des vomissements accompagnés de crampes se déclarent, les évacuations alvines les suivent de près pour marcher de front désormais avec les crampes et les vomissements.

Les matières qui en résultent commencent par être bilieuses, puis muqueuses, pour se transformer bientôt en un liquide blanchâtre, séreux, riziforme (1).

_______

(2) C'est-à-dire semblable à une décoction de riz.

Cependant le pouls se déprime jusqu'à devenir filiforme, la face se décompose, la région de l'estomac est le siége d'une vive douleur.

La soif devient inextinguible, les crampes redoublent, l'anxiété devient extrême, des sueurs visqueuses et froides inondent la peau, les extrémités se refroidissent, la voix s'éteint, les urines se tarissent.

C'est la cholérine à son plus haut degré, et le choléra à sa première période.

Arrivé là, à moins d'épidémie, le mal revient le plus souvent en arrière.

La chaleur reprend, le pouls reparaît, la fièvre se montre, l'œil se ranime, les traits se rétablissent, les évacuations diminuent et se modifient, l'urine reprend son cours, la voix se timbre, la convalescence est prochaine et sa durée sera courte.

Mais si le mal a suivi sa marche croissante, aux caractères de la cholérine s'ajoutent la lividité et la teinte bleuâtre des téguments. Cette teinte, qui va toujours se fonçant davantage, s'empare d'abord du pourtour des yeux, gagne les mains, les pieds, et envahit enfin le corps tout entier.

En peu d'heures l'amaigrissement devient extrême.

Le froid s'empare des extrémités, et de toute la périphérie, tandis que intérieurement le malade est brûlé par une chaleur dévorante ; la soif et les crampes sont un supplice incessant.

L'intelligence cependant reste intacte d'ordinaire, et le malade est calme dans les répits que lui laissent ses souffrances.

Mais voilà que la respiration se prend à son tour. La sensibilité générale s'émousse, la vue s'obscurcit, l'ouïe et l'odorat se perdent.

Le refroidissement s'étend, la raison a disparu. Je m'arrête.

## Traitements.

Les soins qui s'adressent à la première

période du choléra entrent seuls dans nos attributions. Ils seront en même temps la base du traitement de la cholérine.

Au début, faites boire abondamment les infusions très-chaudes de tilleul, de feuilles d'oranger, de thé, de fleurs de camomille, en passant fréquemment de l'une à l'autre.

Si les cataplasmes émollients peuvent être supportés, on en appliquera de très-chauds sur la région du ventre.

On aura recours aux lavements émollients, aux frictions sur les membres inférieurs.

Mais si après deux ou trois heures de soins de ce genre, les phénomènes, loin de se ralentir, semblaient vouloir augmenter; si, par exemple, les évacuations du haut et du bas devenaient plus abondantes et plus fréquentes, n'hésitez pas à passer brusquement au traitement à la glace.

Ainsi, les boissons glacées et même les fragments de glace, les applications de glace pilée sur le ventre et les mollets, les lavements très-froids, etc., formeront la base d'un traitement qui a souvent donné des résultats aussi prompts qu'inespérés.

Inutile d'ailleurs de répéter qu'ici comme toujours, le meilleur juge du traitement à employer est le médecin, et que son intervention est aussi urgente qu'indispensable.

# CHAPITRE XIX.



Il y en a autant de variétés qu'il y a de causes susceptibles de la produire.

Nous ne parlerons que de la rétention spasmodique.

En voici les symptômes principaux :

Le plus souvent, après un copieux repas terminé par le champagne ou tout autre vin blanc, la sécrétion urinaire devient plus abondante et le réservoir vésical se remplit avec une grande promptitude.

Le besoin de le vider se fait d'abord impérieusement sentir; mais la situation, les exigences de société, le défaut d'endroit convenable ou tout autre motif, font une sorte de loi de résister à la satisfaction de ce besoin.

Bientôt d'ailleurs il devient moins difficile à supporter; on attend.

Mais, le moment opportun venu, on s'aperçoit que le liquide ne s'échappe pas ou ne s'échappe que goutte à goutte.

Viennent alors les efforts redoublés: ils sont non-seulement inutiles, mais de plus rendent complète une rétention qui ne l'était pas d'abord.

On attend encore; de nouvelles tentatives sont tout aussi infructueuses. Les accidents sont imminents et les douleurs deviennent affreuses.

En attendant les secours de l'homme de l'art, il faut :

1° Éviter par-dessus tout les efforts dans le but de faire partir le jet; ils n'ont d'autre résultat que de compliquer l'accident;

2° Se mettre au plus tôt dans un bain entier ou dans un bain de siége; y rester, si cela est possible, jusqu'à ce que la vessie se vide d'elle-même ;

3° En quittant le bain, on prend un lavement préparé avec une forte décoction de têtes de pavot (4 têtes pour 1/2 litre d'eau);

4° On applique des cataplasmes sur le bas-ventre, on boit en abondance de l'eau de persil, on transporte les cataplasmes du bas-ventre au périnée.

Mais ces divers moyens peuvent être suivis d'insuccès.

C'est pourquoi, dans cette incertitude, il faut se hâter d'appeler le médecin, en prenant la précaution de le prévenir du genre d'accident qu'il aura à combattre, pour qu'il se munisse des objets nécessaires.

# CHAPITRE XX.



C'est ainsi qu'on nomme toute tumeur formée par le déplacement de quelque viscère du bas-ventre, à la suite d'un effort quelconque.

Au moment où la hernie se produit, on éprouve dans le point où apparaîtra la tumeur, une sensation toute particulière qui suffit pour éveiller l'attention.

Bientôt on remarque en ce lieu une tumeur molle, élastique, indolente, sans changement de couleur, augmentant de volume par les efforts de toux et diminuant ou disparaissant même dans la position horizontale.

Il n'est pas rare de voir se déclarer avec assez de promptitude des coliques, des difficultés de digestion, des borborygmes et une constipation opiniâtre.

Il faut se hâter de faire rentrer le viscère dans l'abdomen. Pour cela on fait prendre la position horizontale, rapprochant un peu les cuisses du ventre.

On exerce ensuite une douce pression sur la tumeur, en s'efforçant de suivre exactement la direction de l'axe de la hernie.

On en facilite singulièrement la rentrée par le bain tiède, les cataplasmes et les lavements émollients.

La hernie simple étant le plus souvent sans influence appréciable sur la santé, on est généralement porté à négliger les avis du médecin.

Cette négligence peut être funeste en ce qu'elle expose à éprouver l'accident toujours grave de la hernie étranglée.

On désigne aussi sous le nom d'*effort* la

rupture de quelques fibres musculaires pendant un effort pour soulever un fardeau ou
tout simplement le poids du corps lui-même.

Ainsi on a vu des personnes qui, s'étant
courbées pour ramasser un objet quelconque, ont éprouvé subitement dans la région
des reins, une douleur assez vive pour les
empêcher de se redresser.

Contre cet accident il n'y a à opposer que
le repos, les grands bains et les frictions sur
la partie douloureuse.

# CHAPITRE XXI.



L'abandonner à lui-même s'il est passager et insignifiant.

S'il est tenace et incommodant, le combattre par les moyens qui suivent :

1° Une impression brusque et vive de plaisir ou de peine ;

2° Une surprise habilement conduite ;

3° Des fragments de glace dans la bouche; en avaler ;

4° Un gargarisme de vinaigre pur ou du moins d'eau fortement vinaigrée ;

5° Un sinapisme entre les épaules en arrière ;

6° La menace d'une douleur redoutée.

# CHAPITRE XXII.



On donne ce nom à la sortie par l'anus de la dernière portion de l'intestin.

Cet accident est très-commun chez les enfants, et n'acquiert quelquefois de la gravité que parce qu'il est négligé ou méconnu.

Pour le combattre quand il est récent avec un succès à peu près constant ;

Il faut :

Après avoir recouvert d'un linge fin ou très-usé le doigt indicateur, comprimer doucement la tumeur en la repoussant dans l'anus ;

Appliquez ensuite au fondement un tampon de charpie imbibé d'eau salée ou vi-

naigrée ; par-dessus, une compresse trempée
dans le même liquide, et soutenez le tout à
l'aide d'une serviette passée entre les cuisses et rattachée par devant et par derrière
à une autre serviette placée en ceinture.

# CHAPITRE XXIII.



1° *Par le vin et les spiritueux :*

Si elle est légère, le repos, le calme, des lotions d'eau froide sur le front, les lèvres et la nuque ; de l'eau sucrée fraîche bue en abondance, mais par petits coups, sont des moyens qui suffisent pour la dissiper.

Si elle a quelque intensité, il faut faire boire de l'eau sucrée additionnée de 8 à 15 gouttes d'ammoniaque pour un verre d'eau.

Un peu plus tard on donnera de l'infusion légère de café ou de thé.

Si enfin l'ivresse était portée à un très-haut degré, il faudrait placer le corps dans un lieu frais, la tête élevée, et se hâter de provoquer des vomissements.

On appliquera des sinapismes aux extrémités, on donnera des lavements irritants, on fera de vigoureuses frictions sur les membres et la région du cœur.

2° *Par le tabac, la belladone, le stramonium,* etc. :

L'ivresse par le tabac est fréquente chez les jeunes adolescents qui débutent dans la déplorable habitude de fumer.

On la dissipe par le tabac lui-même en employant sa poudre comme sternutatoire, et sa fumée ou la décoction de ses feuilles en lavement.

L'ivresse provenant de la belladone ou du stramonium ne se traite pas autrement.

Quelle que soit la nature de l'ivresse, si elle a lieu pendant ou après le repas, ce que l'on peut faire de mieux est de faire *vomir;*

On fait boire ensuite de l'eau acidulée, de l'infusion de café ou de thé.

# CHAPITRE XXIV.

## COUPS DE SOLEIL.

Cet accident est surtout fréquent au printemps et en été.

Il est fort à remarquer que les coups de soleil frappent au printemps les citadins, et en été les villageois.

Le coup de soleil donne lieu à un violent mal de tête ; la peau devient sèche et brûlante, les yeux rouges et incapables de soutenir la lumière ; il y a des lancées dans les tempes, de l'insomnie ou, au contraire, de l'assoupissement ; la peau du visage est plus ou moins brunie, la soif vive, le dégoût prononcé et l'abattement général.

Le coup de soleil d'été ou de printemps,

s'il frappe pendant le sommeil ou en état d'ivresse, peut être dangereux, même mortel.

Dans les coups de soleil ordinaires, voici ce qu'il y a à faire :

On fait prendre un bain de jambes ; on a soin d'en élever la température progressivement jusqu'à ce qu'il devienne intolérable ;

On administre des lavements irritants ; on fait boire abondamment du petit-lait, de la limonade, de l'eau acidulée, etc. ;

Enfin on applique sur la partie frappée des compresses imbibées d'eau acidulée très-fraîche.

Il est important de traiter les coups de soleil à leur début ; sans cela on s'expose à des suites fâcheuses. Le médecin ne saurait trop tôt être appelé ou consulté.

# CHAPITRE XXV.



On appelle *œsophage* le canal qui, de l'arrière-bouche, conduit et s'ouvre dans l'estomac.

C'est dans ce canal que s'arrêtent fréquemment, sans pouvoir ni remonter ni descendre, des corps de matières et de formes très-variées.

De cet arrêt peuvent résulter des accidents plus ou moins graves.

Le danger tient bien plus au volume qu'à la forme du corps arrêté.

Ainsi, un morceau de mouton, une dragée, une châtaigne, ont pu occasionner la mort ; tandis que des pièces de monnaie d'un très-grand diamètre, des clous, des épingles même n'ont donné lieu à aucun accident.

Quand un corps est retenu dans l'œsophage, il faut s'empresser de le dégager en le retirant ou en le repoussant.

Quand le premier moyen est praticable, c'est toujours à lui qu'il faut recourir.

Pour cela on se sert des doigts quand ils peuvent suffire ; sinon il faut chercher à dépasser le corps, soit à l'aide d'un fil de fer disposé en épingle de tête dont on recourbe l'anse, ou avec une tige de baleine.

Si le corps arrêté était anguleux ou pointu, et qu'il n'occupât qu'une partie de la capacité du conduit œsophagien, on fixerait à l'extrémité de la tige de baleine un petit morceau d'éponge, on dépasserait le corps, puis on ferait avaler quelques gouttes d'eau qui, arrivant à l'éponge, en augmenteraient le volume, et permettraient en la retirant de ramener le corps étranger.

Si on reconnaît l'impossibilité de ramener

le corps arrêté, il faut le précipiter dans l'estomac à l'aide d'une tige de baleine garnie d'un morceau d'éponge bien huilé.

Dans tous les cas il faut se garder de trop prolonger les tentatives en l'absence de l'homme de l'art ; lui seul est apte soit à opérer convenablement, soit à combattre les accidents consécutifs à l'opération.

En cas que le corps avalé fût arrivé d'emblée dans l'estomac, ainsi que cela a lieu très-souvent chez les enfants, il faut faire prendre de 20 à 45 grammes d'huile de ricin, surtout si le corps étranger était en cuivre ou de tout autre métal susceptible de contracter des propriétés dangereuses par son contact avec les liquides de l'estomac.

Il arrive souvent qu'un anneau passé au doigt ne peut plus en être retiré ; le meilleur moyen d'en venir à bout est l'immersion de la main, préalablement huilée, dans de l'eau à la glace.

Si un corps étranger a pénétré entre les paupières, il faut laver l'œil à grande eau, frictionner les paupières, se servir d'un pinceau de linge effilé ou d'un petit cylindre de papier terminé en pointe, ou d'une épingle de tête ; enfin, s'il s'agissait d'une particule de fer, on présenterait le barreau d'aimant.

Si un corps étranger avait pénétré dans l'oreille, on essayerait de l'en retirer avec une curette ou cure-dent, un fil de fer ou un petit morceau de baleine bien effilé.

S'il s'agit d'un insecte, on lui donne la mort à l'aide d'injections au vinaigre, au savon, à l'huile même ; puis on fait des injections à grande eau la tête penchée du côté de l'oreille malade.

En cas que le corps eût été introduit dans les narines, les moyens de le retirer sont les mêmes.

Nous arrêterons ici cette exposition des accidents maladifs, ainsi que l'indication des soins dont ils doivent être l'objet en attendant l'arrivée du médecin ;

Car nous l'avons déjà dit, les cas dont nous parlerions sont ou d'une rareté extrême, où d'une importance insignifiante, ou bien se rattachant plus ou moins directement aux cas dont il a été question.

Il est une série d'affections dont l'omission volontaire est entrée dans notre plan : ce sont celles dont les noms devraient toujours rester aussi secrets que les traitements qu'elles recherchent.

Il faut, en effet, nous aimons à le répéter, qu'un livre destiné à être le livre du foyer domestique n'y apporte pas le nom du mal qui devrait toujours y rester ignoré.

# DEUXIÈME PARTIE.

## DE L'ÉTAT DE VIE LATENTE ET DES SOINS QU'IL RÉCLAME.

Noble et sublime mission du médecin !....
Seul, il a le privilége presque divin de pouvoir conserver la vie de son semblable, ou du moins d'en reculer le terme. Il est le seul, avec le prêtre, qui, dans l'accomplissement de ses devoirs, ne relève que de Dieu et de sa conscience.

Cependant le malade, objet jusqu'ici de soins dévoués mais impuissants, réclame impatiemment la présence de l'homme de l'art.

Il arrive enfin.

Dès lors la maladie se substitue en quel-

que sorte au malade ; les soins deviennent
des prescriptions, et le traitement com-
mence.

Désormais tout ce que le savoir, l'expérience et le dévouement pourront déployer
de ressources sera consacré à disputer la
santé à la maladie, la vie à la mort.

Mais dans cette lutte, hélas ! le triomphe
se déclare trop souvent pour le mal, contre
le médecin.

Alors se prépare le dénoûment fatal. La
mort se présente.

Toutefois, avant de lui être livrée sans
retour, la victime se réfugie souvent dans
une sorte d'état intermédiaire qui n'est plus
la vie, mais n'en est pas non plus le terme
absolu.

Je m'explique.

Semblable au soleil dont les premiers et
les derniers rayons ne sont encore ni le jour
ni la nuit, la vie s'établit et s'éteint sans
manifester avec évidence le point de départ
et le terme précis de sa course. La mort, en

se substituant à la vie, procède en certains cas avec une lenteur et une sorte de déguisement qui ont été plus d'une fois funestes, en portant à délaisser comme décédées des personnes qui ne l'étaient pas encore (1).

C'est là ce que nous nommerons *état de vie* latente. C'est de cet *état* que nous allons nous occuper, en même temps que des soins qu'il réclame.

---

(1) *De la mort et de ses caractères*, ouvrage entrepris et exécuté sous les auspices du gouvernement. Chez Germer Baillère, 17, rue de l'École de Médecine.

# CHAPITRE I.

DE L'ÉTAT DE VIE LATENTE.

Vers la fin des maladies qui doivent se terminer inévitablement par la mort, le malade s'éteint lentement, à *petit feu,* pour employer l'expression vulgaire : la vie s'échappe en lueurs intermittentes qui deviennent de plus en plus pâles et distancées, jusqu'au moment enfin où le dernier rayon, se réfugiant en quelque sorte au centre d'un organe profond, cesse pour jamais de vivifier la périphérie.

Alors, pour les personnes placées près du mourant, et quelquefois pour un observateur même exercé, la vie peut paraître éteinte, quand elle persiste encore à l'état latent.

Et comment ne pas s'y méprendre lorsque les signes qui la révèlent d'ordinaire se trouvent pour la plupart anéantis !

Ainsi le froid s'est emparé des extrémités, envahissant rapidement l'abdomen et la face; les paupières se sont affaissées, le cœur a cessé de battre sensiblement et ne retentit plus jusqu'au pouls ; la respiration, devenue intermittente, ne ternit plus la glace, et depuis longtemps déjà la figure a pris l'aspect particulier, dit *hippocratique*.

Lorsque l'on considère que tout ce cortége apparaît à la fin d'une agonie longue, consécutive à un mal réputé incurable, sans autre issue qu'une fin plus ou moins prochaine, comment ne pas prendre le change en considérant comme déjà trépassé l'infortuné qu'on s'accoutumait depuis longtemps à voir sur les bords de la tombe?....

Dominé par cette impression, on s'éloigne, abandonnant à lui-même le pauvre mourant qui aurait si grand besoin d'une goutte d'eau pour rafraîchir ses lèvres desséchées par la fièvre.

Heureux encore quand on ne lui rejette pas sur la face les draps qui le recouvrent!... Car alors, l'air venant à manquer à une poitrine déjà impuissante, la mort pénètre par une asphyxie rapide et tout est consommé.

Qu'on ne dise pas que nous faisons des tableaux de fantaisie. Nous n'exagérons rien. Une triste expérience nous a appris que l'abandon des mourants avant la mort consommée n'est que trop fréquent.

Si l'on nous objecte que les personnes placées près des malades à leurs derniers moments ont pour elles, ou l'expérience qui sait distinguer la vie de la mort, ou la tendresse qui y supplée par la persévérance,

Nous répondrons que l'erreur est ici tellement facile, le temps semble si long, et le spectacle est si déchirant, qu'il n'y aurait, en effet, que le dévouement le plus tendre capable de tenir la place assez longtemps pour s'assurer du moment où la vie est complétement éteinte.

Mais les personnes les plus chères au mourant s'éloignent le plus souvent à l'approche du moment suprême (loin de nous la pensée d'un reproche!); des mercenaires restent seuls, et rien ne les retenant plus, après la mort présumée, le mourant est livré à l'isolement.

Témoin, en rouvrant la paupière, de l'abandon dont il est l'objet, s'il a la conscience de son état, et s'il en est privé, torturé peut-être par la fièvre, sans aucun adoucissement,

Il peut donc s'éteindre enfin dans les angoisses morales ou physiques, 20, 30, 60 minutes et plus avant le terme naturel de sa maladie.

Le médecin de l'état civil, quand il en vient, trouve un cadavre que l'on s'empresse de livrer à l'ensevelisseuse, sans même soupçonner que le pauvre trépassé avait été délaissé comme mort, avant de l'être en réalité.

Si nos derniers instants s'épuisaient toujours sous les yeux de l'amitié ou dans les bras de la tendresse, nous n'aurions pas à redouter ce délaissement anticipé.

Mais le plus souvent les soins extrêmes que nous recevons nous viennent de mains mercenaires ou indifférentes.

Heureux quand le dévouement religieux nous les prodigue !... Bien plus heureux encore si une impatiente avidité ne s'en charge pas !....

Ainsi donc il est trop vrai que, soit impatience à se délivrer d'un spectacle qui l'afflige, soit par la précipitation qu'il apporte trop souvent dans les actes les plus sérieux, l'homme, au mépris de la voix de la nature, expose son semblable aux chances affreuses d'être considéré et peut-être traité comme mort, avant de l'être réellement.

Occupons-nous, sans plus tarder, des moyens de prévenir cet accident plus com-

mun qu'on ne croit, et qui sera sûrement
mieux et plus souvent observé quand il aura
été signalé.

# CHAPITRE II.



Cependant l'*intelligence* paraît éteinte, le goût aboli, la *vue* perdue; la *pupille* se dilate largement, l'*ouïe* est difficilement ébranlée, l'*olfaction* très-émoussée, le *toucher* très-peu appréciable, et la *sensibilité générale* à peine susceptible de quelque excitation.

A tous ces phénomènes joignez l'immobilité du corps, l'extension sur le dos, la pâleur mate de la face, la décoloration des lèvres, l'abaissement notable et quelquefois brusque de la chaleur du corps, le froid presque glacial des oreilles, de l'extrémité du nez, des pieds et des mains, l'âpreté des téguments, ou bien une sorte d'humidité visqueuse, l'absence du pouls, la respiration de plus en plus rare, au point d'offrir des intervalles de *deux* et même de *trois* minutes.

En ce cas, vous n'avez pas la vie, c'est vrai ; mais vous n'avez pas non plus la mort consommée.

Soit, dira-t-on ; mais pourquoi ne pas laisser s'éteindre un pauvre moribond sans le tourmenter encore de soins inutiles ?.....

Est-ce le tourmenter que d'humecter ses lèvres desséchées, réchauffer ses membres qui se glacent, nettoyer son nez et sa bouche qui s'obstruent, ou ses yeux qui se mouillent ?....

Qui vous a dit que cette âme qui s'échappe n'est pas émue des soins dont son enveloppe mortelle est l'objet jusqu'au bout ?...

Voilà pour le mourant.

Mais vous, qui assistez aux derniers instants de la vie d'un père, d'une mère, d'un enfant adoré ou d'une épouse chérie, ah ! dites-nous, si vous pouvez, combien sont délicieux pour vous ces soins extrêmes que vous prodiguez à ces êtres si chers !

Combien serait cruelle la pensée que vous avez pu vous en éloigner quand l'inexorable mort ne les avait peut-être pas encore frappés !....

C'est pour vous surtout que sera précieuse l'exposition des soins à administrer dans les cas de vie latente.

Les préceptes que nous donnons serviront aussi à diriger les personnes préposées ou qui se sont volontairement placées au chevet d'un mourant.

Voici d'abord un précepte général qui comprend en substance tous ceux que nous nous proposons de donner :

Conduisez-vous absolument comme vous devriez le faire dans le cas de conviction que le malade n'a pas encore rendu le dernier soupir.

C'est pourquoi :

Ne vous hâtez pas d'ouvrir portes et fenêtres ;

Maintenez, au contraire, l'atmosphère à une température uniformément douce;

Diminuez le poids des couvertures sur la poitrine;

Réchauffez les extrémités à l'aide de la boule d'eau chaude aux pieds et de frictions avec la flanelle;

Placez des linges chauds sur la région du cœur, et renouvelez-les très-fréquemment;

Passez sur les lèvres une éponge fine imbibée d'un liquide tiède et légèrement acidulé;

Promenez avec précautions au-dessous du nez un flacon aromatisé;

Nettoyez avec un linge très-doux, imbibé d'eau tiède, les yeux, la bouche, le nez;

En cas de quelque évacuation, interposez doucement un linge chaud entre le corps et le lit.

Dans le but de diminuer les difficultés de la respiration,

Soutenez les épaules avec un coussin, relevez la tête en la renversant légèrement en arrière.

Il convient d'éloigner les accents de la douleur et les marques extérieures du désespoir ;

En un mot il faut agir comme si le bonheur inespéré du retour à la vie était encore possible dans la circonstance présente.

De temps en temps pincez le mamelon ; la sensibilité de cet endroit est exquise et survit certainement à la sensibilité générale ;

Sous l'influence de cette pratique, d'une exécution bien facile, vous aurez souvent, très-souvent même, traduites sur le visage, des marques non équivoques que la vie persiste encore.

Enfin tout est consommé.

Vous qui me lisez, dites si la perspective d'un sort inévitable ne s'adoucit pas à la pensée que votre dépouille mortelle sera l'objet des soins et des attentions de vos semblables, avant d'être pour jamais éloignée des vivants ?...

Gardons-nous donc de traiter comme n'étant plus de ce monde des sujets à l'état de vie latente.

Il semble, au contraire, que leur état d'impuissance absolue de faire connaître les besoins dont ils peuvent encore avoir la conscience, doive nous les rendre plus intéressants et nous faire redoubler pour eux de soins et de vigilance.

Le bon Thierry les comparait à des enfants au maillot qui quitteraient bien vite cette vie dans laquelle ils entrent à peine, si l'on ne se chargeait de veiller à tous leurs besoins.

Cette comparaison est d'une justesse saisissante.

Pourquoi dès lors les soins sont-ils prodigués à ceux-ci avec un plaisir qui contraste si visiblement avec le triste empressement qui les administre à ceux-là?...

Ah! c'est que l'enfant promet un dédommagement en faisant entrevoir toute une vie que l'on se plaît à imaginer brillante de santé et de bonheur;

Tandis que la hideuse mort apparaît seule au bout, et pendant la durée des soins accordés aux mourants.

Ce raisonnement qui se fait à notre insu, prend certainement sa source dans un vice d'éducation.

On nous a, en effet, en quelque sorte élevés dans l'horreur de notre destruction physique, et la mort, terme inévitable autant que nécessaire de notre existence ici-bas, est sans cesse placée au milieu même de nos plaisirs les plus innocents, comme un épouvantail destiné à les flétrir avant qu'ils aient été goûtés.

# TROISIÈME PARTIE.

## DES SOINS APRÈS DÉCÈS.

D'où vient que la vue d'un mort glace souvent les plus braves?...

Il y a, selon nous, une distinction fort importante à faire entre la *peur* de la mort et la *peur* d'un mort.

La première est dans la nature, la seconde est surtout dans l'éducation.

La preuve, c'est que la première est de tous les pays et de tous les temps.

La mort était représentée partout avec des *ailes noires*. L'antiquité païenne ne lui éleva ni temple ni autel. Quoique reconnue pour déesse, cette redoutable divinité n'eut jamais ni prêtres ni sacrifices.

Partout enfin elle était redoutée comme

un exterminateur terrible qui ne respecte ni âge, ni sexe, ni rang.

Je sais bien que quelques philosophes ont eu la prétention de guérir le genre humain de la peur de la mort, et des sensualistes irréfléchis celle de la faire entrer comme *excitant* dans la variété de leurs plaisirs. -

Mais qu'on ne s'y trompe pas, cette prétention chez les uns n'était que de l'orgueil, et de la forfanterie chez les autres.

La peur des morts, au contraire, quand on en a ôté la pensée de destruction corporelle qui se réveille de prime abord, est manifestement le fruit des préjugés religieux et de l'éducation.

Il faut le dire, ces préjugés datent de fort loin.

En effet, suivant l'opinion des anciens, un mort souillait tout ce qui en approchait, non-seulement les hommes qui le touchaient ou le regardaient, mais jusqu'aux dieux mêmes. La vue d'un mort n'était permise à aucun d'eux, au point que pour éviter cet aspect ils étaient obligés de s'éloigner même avant que le mourant eût rendu le dernier soupir.

Mais ce legs de l'antiquité païenne aurait dû être anéanti depuis longtemps par la société chrétienne.

En effet, aux yeux de la foi chrétienne, le corps de l'homme n'est-il pas le *temple de l'Esprit-Saint*, et l'architecte, ce n'est pas assez, le constructeur de ce temple n'est-il pas Dieu lui-même ?

Aussi, il faut bien le dire, aux temps où la foi religieuse était dans toute sa ferveur, la peur des morts était généralement inconnue.

Elle disparaîtrait également de nos jours sous l'influence d'une philosophie qui voudrait se guider au flambeau du christianisme.

Une preuve de plus que la peur de la mort est plus dans l'éducation que dans la nature, c'est qu'elle est inconnue de nos jours même de toutes les peuplades sauvages et de beaucoup de peuples civilisés.

Par exemple, chez les Chinois et les Japonais, le cercueil est toujours au milieu de la famille, et quand un membre vient à quitter cette vie, on le considère tout simplement comme ayant acquitté la dette de la nature, et au lieu de le déposer dans ce cercueil avec une sorte de mystère comme chez nous, on réunit les parents et les amis, et là, ostensiblement, en présence de tous, on montre une dernière fois l'enveloppe mortelle du défunt, on le revêt d'habits tout neufs, et on le place enfin dans ce même cercueil que de son vivant il s'était habitué à retrouver à chaque instant au milieu des meubles à son usage.

Il y a, ce semble, dans cet usage, une sorte de langage muet qui a bien son éloquence.

« Considérez une dernière fois, semblent-ils dire, ce corps inanimé, il est bien celui du parent ou de l'ami que vous chérissiez. Le crime n'a point hâté le terme de son existence terrestre. Le *Grand-Être* qui lui donna la vie vient de la lui retirer; que ces vêtements neufs qu'il disposa lui-même lui servent de dernier ornement, et que ce cercueil qu'il s'accoutumait à regarder comme son dernier asile reçoive et conserve sa dépouille mortelle.

Une preuve manifeste que chez nous la frayeur des morts naît surtout des habitudes, des préjugés et de l'éducation, c'est qu'elle est infiniment moins marquée dans les classes inférieures que parmi les classes riches.

Vous n'imagineriez jamais jusqu'où va cette frayeur dans les classes élevées de notre société.

Aussitôt que les marques extérieures de la vie ont disparu, une sorte d'effroi s'empare des assistants ; il semble que les sentiments les plus naturels soient brusquement éteints.

Dans nos inspections (1) nous avons vu des mères mêmes se refuser absolument à

_______

(1) De la vérification des décès.

nous introduire dans la chambre mortuaire, pour ne pas être exposées à revoir la face de l'enfant ravi à leur tendresse.

De cette frayeur des morts naissent et notre impatience à nous en délivrer et la précipitation avec laquelle nous les traitons.

De là, sans aucun doute, cette habitude si souvent funeste de rejeter les couvertures du lit sur la face du décédé (1) ;

Ces crucifix d'un poids énorme que l'on place sur la poitrine.

Ces fenêtres que l'on s'empresse d'ouvrir, quelle que soit la température du dehors ;

L'obstruction hâtive de toutes les ouvertures naturelles pour sauver les matelas ; .

Le luminaire que l'on place avec tant de trouble qu'il enflamme quelquefois les linges qui entourent et couvrent le corps.

On arriverait lentement mais sûrement à corriger ce vice de notre éducation, en habituant les enfants d'abord à la vue des ma-

______

(1) Ou présumé tel, car souvent il ne l'est pas encore.

lades, puis à celle des mourants, et enfin à celle des morts.

On léur ferait connaître plus tard les devoirs envers ces derniers.

Ces devoirs sont immédiats ou d'humanité, éloignés ou de légalité.

# CHAPITRE I.



DEVOIRS D'HUMANITÉ ENVERS LES DÉCÉDÉS.

Les soins après décès ne sont d'abord que la continuation de ceux qui ont été administrés pendant l'état de vie latente.

En conséquence :

Ne vous hâtez pas d'ouvrir les fenêtres si le temps est froid;

Maintenez encore un peu le calorique aux extrémités;

Renouvelez, s'il y a lieu, les linges placés entre le siége et le lit;

Nettoyez doucement, avec de l'eau tiède, la bouche, le nez et les yeux;

Si un liquide visqueux séjourne dans la

bouche ou les narines, retirez-le doucement soit avec les barbes d'une plume, soit même avec les doigts.

Puis successivement :

Nettoyez la figure ;

Fermez les yeux ;

Rapprochez les mâchoires ;

Renversez légèrement la tête ;

Couvrez la face d'une pièce de gaze très-claire pour la garantir des insectes, ménager l'impressionnabilité des assistants ou des visiteurs, et en même temps pour laisser un libre cours à l'air ;

Faites la toilette des mains ;

Celle du lit ;

Disposez les emblèmes religieux ;

Brûlez du vinaigre ;

Enfin ouvrez largement portes et fenêtres.

Ainsi devrait être traité tout être humain quittant cette vie.

Voyez les anciens ; voyez même les peuples modernes que les préjugés ou le raffinement d'une prétendue civilisation n'ont pas jetés en dehors des enseignements de la nature.

Les morts sont chez eux des objets de vénération et de soins tout particuliers, jusqu'au moment où la nature a prononcé en dernier ressort.

# CHAPITRE II.

DEVOIRS CIVILS OU DE LÉGALITÉ ENVERS LES MORTS.

A l'accomplissement des soins d'humanité succède celui des devoirs civils ou de légalité.

La première démarche à faire est la déclaration du décès à la mairie du défunt (1).

Toutefois, les suicides et les morts accidentelles sont déclarés à l'officier de police dans les localités où il s'en trouve.

La déclaration du décès est suivie de la

(1) Cette déclaration doit être faite par deux témoins.

visite du médecin de l'état civil qui a pour but de le constater (1).

Jusqu'au moment de cette visite, le corps ne doit être ni dérangé ni déplacé.

Le médecin décide dans cette visite de l'urgence ou du délai de l'inhumation.

C'est à lui que la famille exprime son désir ou justifie de la nécessité de prolonger au delà du terme légal le séjour du corps dans le domicile mortuaire.

Beaucoup sont persuadés qu'après la visite du médecin de l'état civil, il est permis de rejeter les couvertures sur la figure du défunt et même de l'ensevelir; c'est une erreur qui a peut-être été ou qui, du moins, peut être funeste.

La loi défend expressément, sauf le cas d'autorisation spéciale, de procéder à l'ensevelissement avant l'expiration des vingt-quatre heures.

Or, ces vingt-quatre heures, on l'ignore

_______

(1) Nous supposons ici que la constatation des décès est ce qu'elle devrait être, partout adoptée.

trop souvent, ne partent que de l'heure de la déclaration du décès et non de celle du décès lui-même.

On attendra donc l'expiration du terme accordé par la loi pour procéder à l'ensevelissement.

# CHAPITRE III.


## DE LA CONDUITE A TENIR DANS LES CIRCONSTANCES EXTRAORDINAIRES.

### 1° *Pour les enfants.*

On croit pouvoir déclarer comme mort-né un enfant mort dans l'intervalle de la naissance à la déclaration.

C'est un très-grand tort ; il faut toujours déclarer, en même temps que la mort, la durée appréciable de la vie du nouveau-né.

On se dispense aussi trop facilement de déclarer les produits des grossesses avant-terme (1).

(1) Ces produits retrouvés et non déclarés, ont souvent

Les convenances, la prudence et le respect pour la loi, prescrivent de déclarer ces produits dès que l'état de développement permet de *constater le sexe* (1).

## 2° *Des autopsies et des embaumements.*

La famille qui le désire ou y donne son consentement, fait prévenir l'autorité compétente (2).

L'autorisation obtenue, il n'est permis de procéder qu'après l'expiration du délai de vingt-quatre heures à partir de la déclaration du décès, à moins de circonstances exceptionnelles officiellement constatées (3).

égaré la justice et fait supposer des crimes là où il n'y avait qu'une infraction aux règlements.

(1) Je me permets d'indiquer ce point de développement organique, comme celui qui me paraît le mieux concilier les convenances d'humanité et de religion avec les exigences de la loi civile.

(2) A Paris, il suffit aujourd'hui d'une déclaration préalable au maire de l'arrondissement ou au commissaire de police du quartier du décédé.

(3) Comme, par exemple, une décomposition avancée.

### 3° *Exhumations. — Réinhumations.*

La demande doit en être faite (1) par le plus proche parent du défunt ou son fondé de pouvoir.

Les autorisations sont accordées à la charge, pour le demandeur, de prendre toutes les précautions de décence et de salubrité ;

De justifier des formalités remplies à l'état civil ;

De faire dresser procès-verbal des opérations par l'officier de police désigné par l'autorité (2).

### 4° *Transport du corps hors du lieu du décès.*

La demande doit être adressée par le plus proche parent du décédé, en même temps à l'autorité du lieu du décès et à celle du lieu où le corps doit être réinhumé.

---

(1) Sur papier timbré et les signatures légalisées.

(2) Pour Paris, il faut de plus se pourvoir auprès du préfet de la Seine pour ce qui concerne le service des pompes funèbres.

Toutefois, la première n'autorise le départ que sur exhibition de l'autorisation de la seconde.

Si le corps doit aller à l'étranger, l'autorisation n'est accordée que sur l'exhibition de permis d'introduction délivré par les autorités du pays où le défunt doit être transporté (1).

Si le corps ne peut partir immédiatement après l'expiration du délai de vingt-quatre heures, il doit être déposé dans un caveau d'attente jusqu'au moment du départ.

(1) L'ambassadeur ou tout autre agent diplomatique représentant de ce pays.

# CONCLUSIONS.

Ainsi que nous le disions en commençant, les plus graves affections ne débutent pas autrement que les cas les plus simples.

Il en résulte que le médecin ne saurait jamais être appelé avec trop de promptitude.

Mais, quelque empressée que soit son intervention, il y a nécessairement entre elle et le début du mal un intervalle à combler.

C'est ce laps de temps que nous avons voulu remplir au profit de la santé du malade, en l'absence de son médecin.

Selon nous, le tort de tous les livres de médecine populaire est d'avoir la prétention de pouvoir suppléer le médecin.

Dans cette vue, ils prodiguent les descriptions et les recettes.

Les pauvres malades croient se reconnaître dans les premières et abusent des secondes.

Notre but est tout différent: dans aucun cas nous ne prétendons tenir lieu du médecin.

Mais ce qui nous sépare surtout de ces auteurs, ce sont nos travaux sur l'*état de vie latente*.

Désormais, la garde-malade la plus inexpérimentée, dans le plus humble des hameaux, pourra toujours s'assurer que le mourant confié à ses soins, en a été l'objet jusqu'à son dernier soupir.

Enfin les décédés eux-mêmes, l'expérience nous l'a démontré, sont souvent traités avec une négligence et une incurie vraiment déplorables.

L'une et l'autre naissent ou des préjugés ou de l'ignorance, nous voulons le croire.

Nous avons combattu les premiers et cherché à dissiper l'autre.

En un mot:

Notre livre prend soin de l'homme dans le

plus simple dérangement de sa santé comme dans les situations maladives les plus désespérées, et le protége même après sa mort.

Aucun autre, certainement, ne se recommande par tant et de pareils titres.

14.

# TABLEAU

*Des questions auxquelles il faut toujours être prêt à répondre quand on consulte à distance ou quand on fait appeler le médecin. — Elles sont* GÉNÉRALES OU SPÉCIALES.

### QUESTIONS GÉNÉRALES.

Elles se rapportent à l'âge, à la couleur de la peau, au lieu habité, à l'état de santé ordinaire, aux habitudes, au début et à la durée de la maladie, aux phénomènes qu'elle a présentés et qu'elle présente, à sa continuité ou à son intermittence, à l'état du ventre, de la poitrine, de la tête, des reins, des membres, de l'estomac, de la bouche, des urines, des crachats, du sommeil, de l'intelligence.

Ne pas oublier les remèdes employés, les effets qu'ils ont produits, et enfin si la même maladie a déjà été éprouvée.

QUESTIONS SPÉCIALES.

1° *Aux adultes hommes.*

La profession, les situations diverses dans lesquelles on s'est trouvé, tous les précédents de santé ou de maladie, les accidents auxquels on a été exposé ou que l'on a subis; si on a eu des accidents de gravelle ou de goutte.

2° *Aux adultes femmes.*

Les questions du médecin porteront sur les époques et tout ce qui s'y rapporte, sur l'état de grossesse vrai ou présumé, sur tout ce qui a trait à l'état nerveux, sur le moral et son degré d'impressionnabilité, enfin sur tout ce qui concerne les couches et leurs suites.

### 3° *Aux enfants.*

L'âge bien exact, la naissance avant terme, tout ce qui regarde le temps de la grossesse ou se rapporte à la naissance; l'état de la dentition; tous les précédents maladifs comme gourmes, rougeole, petite-vérole, scarlatine, coqueluche, croup, vers, accidents nerveux, etc.

Le sommeil et tout ce qui se passe en cet état, comme agitation, sueurs, grincement de dents, incontinence d'urine; ne pas oublier ce qui regarde la couleur, l'odeur, la consistance, la rareté ou la fréquence des matières alvines.

Enfin ne rien omettre de ce qui a trait à l'allaitement artificiel ou naturel.

# TABLEAU

*Des objets que chaque famille devrait toujours avoir
à sa disposition et à celle du médecin quand il
arrive.*

Amadou, alun;

Bandes;

Compresses, charpie;

Émétiques (tartre stibié divisé en prises
de 5 centigrammes, ou bien ipécacuanha en
poudre, 4 ou 5 prises de 75 centigrammes
chaque); éther, eau-de-vie camphrée, eau
de fleurs d'oranger;

Farine de moutarde, farine de graine de
lin; fleurs de tilleul, de violettes, de mauves;
feuilles d'oranger, feuilles de noyer;

Gomme arabique;

Huiles d'olives, de noix, d'amandes;

Laudanum de Sydenham (de 6 à 8 grammes);

Miel;

Orge mondé;

Sel de cuisine, sparadrap, seringues;

Taffetas d'Angleterre, thé;

Vinaigre.

Nota. M. Garnier (1), pharmacien, a eu l'heureuse idée de réunir dans une petite pharmacie portative (2) les médicaments les plus usités. La forme de granules et de dragées les rend inaltérables et d'une administration aussi facile qu'agréable.

(1) Rue Saint-Honoré, 212, à Paris.
(2) Son volume ne dépasse pas celui d'un gros in-8°.

# TABLE DES MATIÈRES.

## DEUXIÈME PARTIE.



## TROISIÈME PARTIE.



FIN DE LA TABLE DES MATIÈRES.

# TABLE ALPHABÉTIQUE.

## A



## B

## E



## F

## G



## H



## I



## L



## M

## V



FIN DE LA TABLE ALPHABÉTIQUE.